Pflege in Einfacher Sprache

Pflegeprozess
Pflegeplanung
Pflegedokumentation

Dieses Buch gehört

....

....

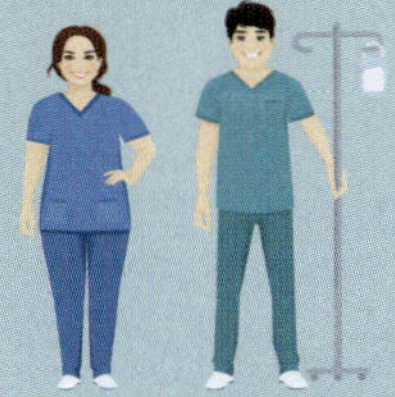

In der Reihe **Pflege in Einfacher Sprache**
gibt es folgende Titel

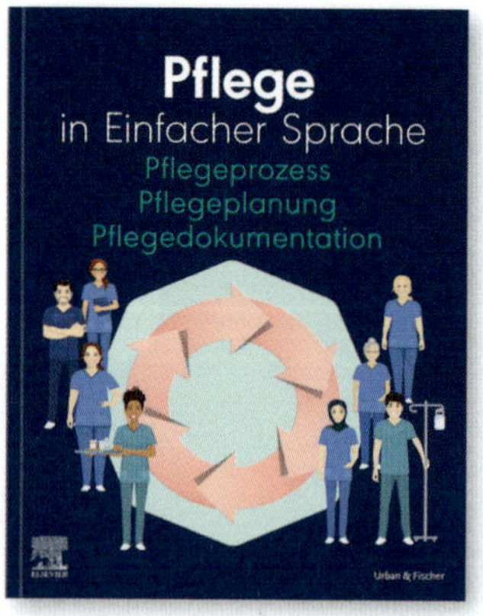

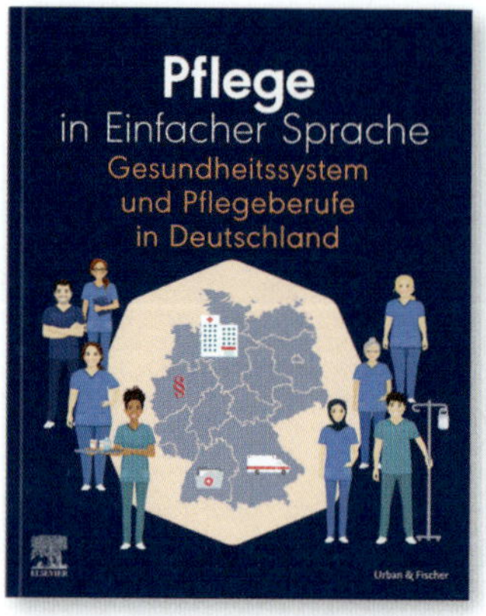

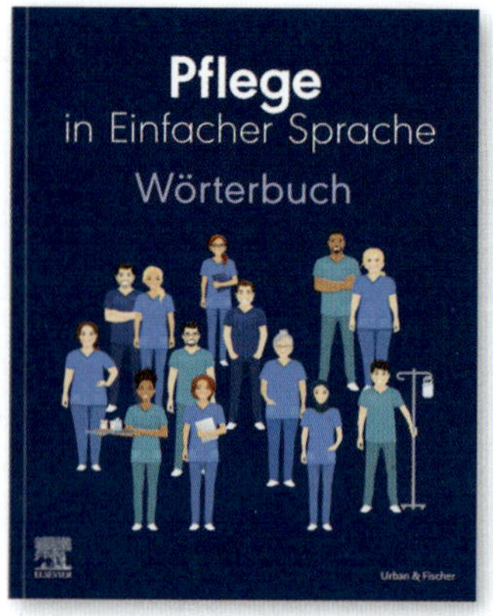

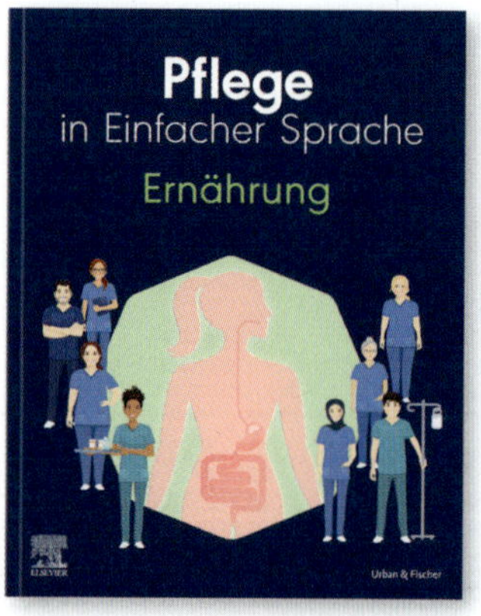

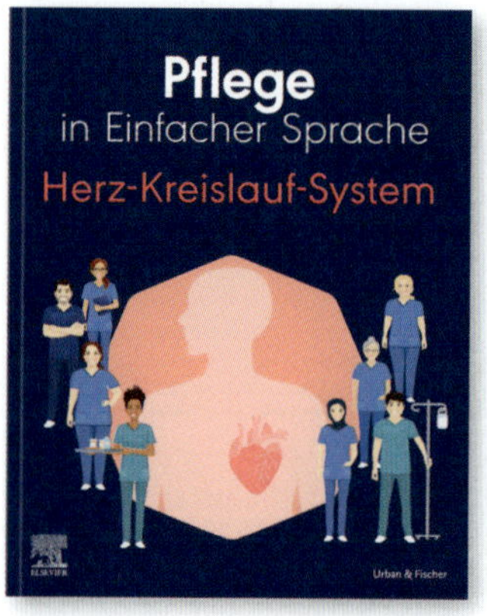

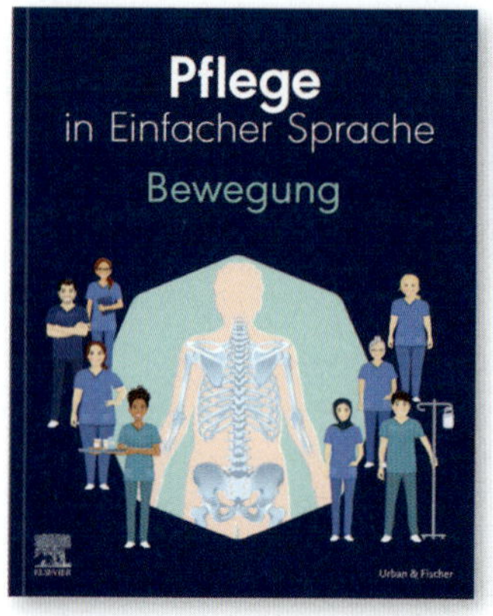

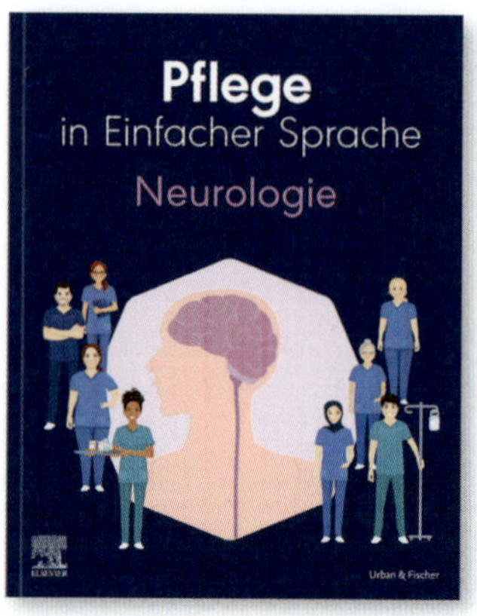

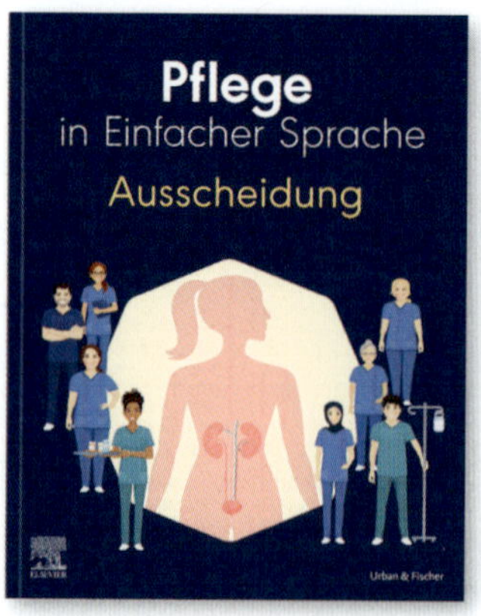

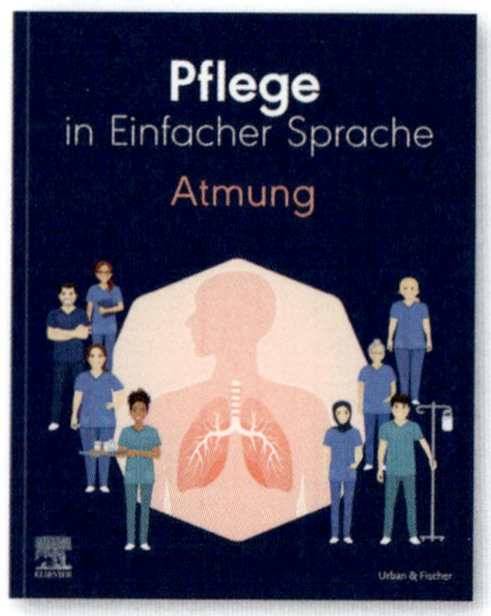

Pflege in Einfacher Sprache

Pflegeprozess
Pflegeplanung
Pflegedokumentation

Auswahl und Zusammenstellung der Inhalte: Diana Baer, Türkheim, und Martina Lauster, München

Sprachliche Redaktion: Annette Gerstenkorn, Bochum

ELSEVIER

Elsevier GmbH, Bernhard-Wicki-Str. 5, 80636 München, Deutschland
Wir freuen uns über Ihr Feedback und Ihre Anregungen an kundendienst@elsevier.com

ISBN 978-3-437-25179-5 eISBN 978-3-437-05765-6

Aus Gründen der Barrierefreiheit sind die Bilder in elektronischen Ausgaben dieses Buches mit Alt-Text-Beschreibungen (Alternativ-Text) versehen, die von Elsevier bereitgestellt werden. Mehr Informationen erhalten Sie unter https://www.elsevier.com/about/accessibility.
Elsevier nimmt eine neutrale Position in Bezug auf territoriale Meinungsverschiedenheiten oder Zuständigkeitsansprüche in seinen veröffentlichten Inhalten ein, einschließlich Landkarten und institutionellen Zugehörigkeiten.

1. Auflage 2025

Wichtiger Hinweis für den Benutzer
Die medizinischen Wissenschaften unterliegen einem sehr schnellen Wissenszuwachs. Der stetige Wandel von Methoden, Wirkstoffen und Erkenntnissen ist allen an diesem Werk Beteiligten bewusst. Sowohl der Verlag als auch die Autorinnen und Autoren und alle, die an der Entstehung dieses Werkes beteiligt waren, haben große Sorgfalt darauf verwandt, dass die Angaben zu Methoden, Anweisungen, Produkten, Anwendungen oder Konzepten dem aktuellen Wissensstand zum Zeitpunkt der Fertigstellung des Werkes entsprechen.
Der Verlag kann jedoch keine Gewähr für Angaben zu Dosierung und Applikationsformen übernehmen. Es sollte stets eine unabhängige und sorgfältige Überprüfung von Diagnosen und Arzneimitteldosierungen sowie möglicher Kontraindikationen erfolgen. Jede Dosierung oder Applikation liegt in der Verantwortung der Anwenderin oder des Anwenders. Die Elsevier GmbH, die Autorinnen und Autoren und alle, die an der Entstehung des Werkes mitgewirkt haben, können keinerlei Haftung in Bezug auf jegliche Verletzung und/oder Schäden an Personen oder Eigentum, im Rahmen von Produkthaftung, Fahrlässigkeit oder anderweitig übernehmen.

Für die Vollständigkeit und Auswahl der aufgeführten Medikamente übernimmt der Verlag keine Gewähr.
Geschützte Warennamen (Warenzeichen) werden in der Regel besonders kenntlich gemacht (®). Aus dem Fehlen eines solchen Hinweises kann jedoch nicht automatisch geschlossen werden, dass es sich um einen freien Warennamen handelt.

Bibliografische Information der Deutschen Nationalbibliothek
Die Deutsche Nationalbibliothek verzeichnet diese Publikation in der Deutschen Nationalbibliografie; detaillierte bibliografische Daten sind im Internet über https://www.dnb.de abrufbar.

25 26 27 28 29 5 4 3 2 1

In ihren Veröffentlichungen verfolgt die Elsevier GmbH das Ziel, genderneutrale Formulierungen für Personengruppen zu verwenden. Um jedoch den Textfluss nicht zu stören sowie die gestalterische Freiheit nicht einzuschränken, wurden bisweilen Kompromisse eingegangen. Selbstverständlich sind **immer alle Geschlechter** gemeint.

Planung und Inhaltsauswahl: Martina Lauster, München
Projektmanagement: Christine Kosel, Nicole Kopp, München
Redaktion: Annette Gerstenkorn, Bochum
Bildrechteklärung: Katja Sieger-Schauer, München
Herstellung: Kadja Gericke, Dürnau
Satz: Thomson Digital, Noida/Indien
Druck und Bindung: EGEDSA, Sabadell (Barcelona)/Spanien
Umschlaggestaltung: Favoritbuero, München, und SpieszDesign, Neu-Ulm
Titelillustrationen: Personen © Volha Hlinskaya/shutterstock; hintere Umschlaginnenseite: nach Fiechter V, Meier M. Pflegeplanung, 1988. Thieme RECOM GmbH

Aktuelle Informationen finden Sie im Internet unter www.elsevier.de

Vorwort

Liebe Leserin, lieber Leser,

„Wenn man etwas nicht einfach erklären kann, hat man es nicht verstanden."
(A. Einstein)

Wir möchten, dass Sie alle Inhalte in der Pflegeausbildung verstehen.
Wir möchten, dass Sie Ihre Prüfung bestehen.
Wir möchten, dass Sie im Beruf richtig handeln und keine Fehler machen.

Sie interessieren sich für das Thema **Pflegeprozess.**
Zum Thema Pflegeprozess gibt es viele komplizierte Informationen und Zusammenhänge.
Dieses Buch ist deshalb in **Einfacher Sprache** geschrieben.

- Die Texte sind leichter zu verstehen als andere Texte.
- Es gibt wenige Fremdwörter.
- **Fachwörter** finden Sie hinten im Buch erklärt. Zusätzlich gibt es ein Wörterbuch in Einfacher Sprache in dieser Buchreihe.
- **Abbildungen** zeigen Ihnen die Wirklichkeit in der Praxis.
- **Farbige Kästen** heben wichtige Hinweise hervor.

Das bedeutet aber auch: Das Buch enthält nur die wichtigsten Informationen zu diesem Thema. Das Buch dient als Unterstützung und Ergänzung zu anderen Lehrbüchern.

In diesem Buch finden Sie eine Auswahl der Inhalte zum Thema **Pflegeprozess.**
Zum Beispiel:

- Was ist der Pflegeprozess?
- Warum ist der Pflegeprozess so wichtig?
- Wie schreibe ich eine Pflegeplanung?
- Wie dokumentiere ich richtig?
- Was sind Pflegemodelle?

Mit dieser Buchreihe möchten wir Ihnen helfen, komplizierte Zusammenhänge zu verstehen. Damit werden Sie sicher für Ihren Berufsalltag und für die Prüfungen.

München, Januar 2025
Lektorat Pflege im Namen aller Mitwirkenden

Hinweise für Leserinnen und Leser

In diesem Heft finden Sie Informationen zu dem Thema **Pflegeprozess**.

- Allgemeine Grundlagen. Wie funktioniert der Pflegeprozess? Was bedeutet die Pflegeplanung?
- Welche Informationen werden gesammelt?
- Wie plant man Maßnahmen?
- Welche rechtlichen Punkte müssen beachtet werden?
- Was ist die Dokumentation in der Pflege?
- Sie lernen wichtige Pflegemodelle und Pflegetheorien kennen.
- Ein Wörterbuch befindet sich am Ende. Dort können Sie wichtige Fachbegriffe nachlesen.

Wichtige Wörter in diesem Buch sind **fett** gedruckt. Diese Wörter helfen Ihnen dabei, einen schnellen Überblick zu bekommen.
Einige Wörter sind **fett** und gelb markiert. Zum Beispiel: **Evaluation**. Das sind Fachwörter zum Thema Pflegeprozess. Diese Wörter werden am Ende des Buches im Kapitel Fachwörter erklärt.
Einige Wörter sind *kursiv* gedruckt. Zum Beispiel: *Anamnese*. Das sind allgemeine Fachwörter.

Am Ende des Buches finden Sie:

- **Abkürzungen:** Die Bedeutung von Abkürzungen aus dem Buch wird erklärt.
- **Fachwörter:** Hier werden die fett gedruckten und gelb markierten Fachwörter aus dem Buch erklärt.
- **Stichwörter:** Alle wichtigen Stichwörter aus dem Buch sind hier alphabetisch geordnet. Die Seitenzahlen geben an, auf welcher Seite mehr dazu steht.

Zusätzlich gibt es ein Wörterbuch in dieser Buchreihe. Darin werden in Einfacher Sprache viele pflegerische und medizinische Fachwörter erklärt.

Folgende Kästen helfen Ihnen bei der Orientierung.

Begriffserklärung

Dieser Kasten erklärt wichtige Begriffe: Was bedeutet das?

Merkhilfe

Dieser Kasten gibt Hinweise zum einfachen Merken: Was ist wichtig?

Praxistipp

Dieser Kasten gibt Tipps für die Praxis: Wie setze ich das im beruflichen Alltag um?

Fallbeispiel

Dieser Kasten schildert eine Patientensituation: Wie wende ich das Wissen in einem konkreten Fall an?

Hinweis zu den Fallbeispielen

Alle Angaben in den Fallbeispielen sind frei erfunden. Die Angaben sind aber trotzdem nah an der Wirklichkeit. Das betrifft folgende Angaben: die Namen der Patientinnen und Patienten, die Beschreibungen ihrer Erkrankungen, die genannten Orte und die beschriebenen Situationen. Falls es Ähnlichkeiten mit echten Personen, Ereignissen, Orten und Institutionen gibt, dann sind sie zufällig und nicht mit Absicht so geschrieben.

Fehler gefunden?

An unsere Inhalte haben wir sehr hohe Ansprüche. Trotz aller Sorgfalt kann es jedoch passieren, dass sich ein Fehler einschleicht. Oder dass fachlich-inhaltliche Aktualisierungen notwendig geworden sind.
Wenn ein relevanter Fehler entdeckt wird, stellen wir eine Korrektur zur Verfügung. Mit diesem QR-Code können Sie die Korrektur schnell abrufen.

https://else4.de/978-3-437-25179-5

Wir sind dankbar für jeden Hinweis. Damit helfen Sie uns, dieses Werk zu verbessern. Bitte richten Sie Ihre Anregungen, Lob und Kritik an folgende E-Mail-Adresse:
kundendienst@elsevier.com

Inhaltsverzeichnis

1 Was ist der Pflegeprozess?

Jeder Mensch ist anders. Jeder Mensch hat andere Bedürfnisse. Jede Pflegesituation ist anders. Eine pflegerische Handlung soll zu dem Patienten passen. Deshalb betrachten Pflegefachpersonen jede Pflegesituation *individuell,* also auf den einzelnen Patienten bezogen. Pflegefachpersonen sammeln zuerst Informationen über den Patienten. Dann planen sie die pflegerischen Handlungen. Während und nach der Durchführung der pflegerischen Handlungen beobachten Pflegefachpersonen, wie es dem Patienten geht. Anschließend bewerten die Pflegefachpersonen diese Beobachtungen.
Für dieses Vorgehen in einzelnen Schritten benutzen Pflegefachpersonen den Pflegeprozess.

Begriffserklärung

Prozess: Ein Prozess ist eine Abfolge von Handlungen. Die Handlungen sollen zu einem bestimmten Ziel führen. Jede Handlung wird gut geplant. Es wird eine bestimmte Reihenfolge eingehalten. Die Handlungen werden in einer bestimmten Zeit durchgeführt.
Pflegeprozess: eine Methode zur Erfassung, Planung, Durchführung und **Evaluation** pflegerischer Maßnahmen.

1.1 Warum ist der Pflegeprozess notwendig?

Der Pflegeprozess trägt dazu bei, die Pflege zu verbessern:

- Mit dem Pflegeprozess sehen Pflegefachpersonen den Patienten als **gesamte Person.**
- Mit dem Pflegeprozess wird eine **individuelle Pflegeplanung** erstellt.
- Mit dem Pflegeprozess wird die **Qualität der Pflege** gesichert. Und die Qualität der Pflege wird verbessert.
- Mit dem Pflegeprozess kann pflegerisches Handeln **begründet** werden.

Der Pflegeprozess ist im Pflegeberufegesetz als Vorbehaltsaufgabe festgehalten (PflBG 2020, §4). Pflegeberufegesetz vom 17. Juli 2017 (BGBl. I S. 2581), das zuletzt durch Artikel 2a des Gesetzes vom 12. Dezember 2023 (BGBl. 2023 I Nr. 359) geändert worden ist.

Gesetz über die Pflegeberufe (Pflegeberufegesetz – PflBG, 2017)
§ 4 Vorbehaltene Tätigkeiten

(1) Pflegerische Aufgaben nach Absatz 2 dürfen beruflich nur von Personen mit einer Erlaubnis nach § 1 durchgeführt werden. Ruht die Erlaubnis nach § 3 Absatz 3 Satz 1, dürfen pflegerische Aufgaben nach Absatz 2 nicht durchgeführt werden.

(2) Die pflegerischen Aufgaben im Sinne des Absatzes 1 umfassen
1. die Erhebung und Feststellung des individuellen Pflegebedarfs nach § 5 Absatz 3 Nummer 1 Buchstabe a,
2. die Organisation, Gestaltung und Steuerung des Pflegeprozesses nach § 5 Absatz 3 Nummer 1 Buchstabe b sowie
3. die Analyse, Evaluation, Sicherung und Entwicklung der Qualität der Pflege nach § 5 Absatz 3 Nummer 1 Buchstabe d.

(3) Wer als Arbeitgeber Personen ohne eine Erlaubnis nach § 1 oder Personen, deren Erlaubnis nach § 3 Absatz 3 Satz 1 ruht, in der Pflege beschäftigt, darf diesen Personen Aufgaben nach Absatz 2 weder übertragen noch die Durchführung von Aufgaben nach Absatz 2 durch diese Personen dulden.

Abb. 1.1 Auszug aus dem Pflegeberufegesetz [L294]

Begriffserklärung

Pflegeberufegesetz (PflBG): Gesetz in Deutschland. Dieses Gesetz regelt die Ausbildung zur Pflegefachfrau und zum Pflegefachmann. Und das Gesetz regelt die Ausübung des Berufes in der Pflege.

Vorbehaltsaufgabe: eine Tätigkeit, die aufgrund gesetzlicher Bestimmung nur bestimmten Berufsgruppen zugewiesen wird. Das heißt: Diese Aufgabe darf nur von einer bestimmten Berufsgruppe ausgeführt werden.

Der Pflegeprozess darf nur von Pflegefachpersonen durchgeführt werden.

Pflegefachpersonen dürfen nur die Durchführung der Maßnahmen delegieren.

Begriffserklärung

Profession bedeutet: ein Beruf, der auf bestimmten Kriterien beruht.
Zum Beispiel:

- eine gesetzlich geregelte Ausbildung
- Anwendung von Fachwissen und erlernten Fähigkeiten
- entscheiden können und gestalten können, wie man seinen Beruf ausübt

Das Fachwissen ändert sich fortlaufend. Deshalb muss es ständig erneuert werden.

Der Verantwortungsbereich von Pflegefachpersonen ist eindeutig festgelegt.
Nur ausgebildete Pflegefachpersonen dürfen

- den **Pflegebedarf** erheben und feststellen.
- den **Pflegeprozess** organisieren, gestalten und steuern.
- die **Qualität** der Pflege *analysieren, evaluieren,* sichern und entwickeln.

Das hat wichtige organisatorische und rechtliche Folgen für Pflegefachpersonen.
Die oben genannten Aufgaben dürfen nur noch von Personen übernommen werden, die eine der folgenden Berufsbezeichnungen führen:

- Pflegefachmann und Pflegefachfrau für Menschen in jedem Alter
- Gesundheits- und Krankenpflegerin, Gesundheits- und Krankenpfleger für erwachsene Menschen
- Gesundheits- und Kinderkrankenpfleger, Gesundheits- und Kinderkrankenpflegerin für Kinder und Jugendliche
- Altenpflegerin und Altenpfleger für alte Menschen

Das heißt auch: Ehrenamtliche, Praktikanten, Pflegehelfer oder andere Berufsgruppen wie Ärzte oder Heilpraktiker dürfen den Pflegeprozess nicht durchführen.

Angehörige dürfen pflegerische Handlungen im privaten Bereich durchführen. **Die Vorbehaltsaufgaben gelten bei der beruflichen Ausübung.**

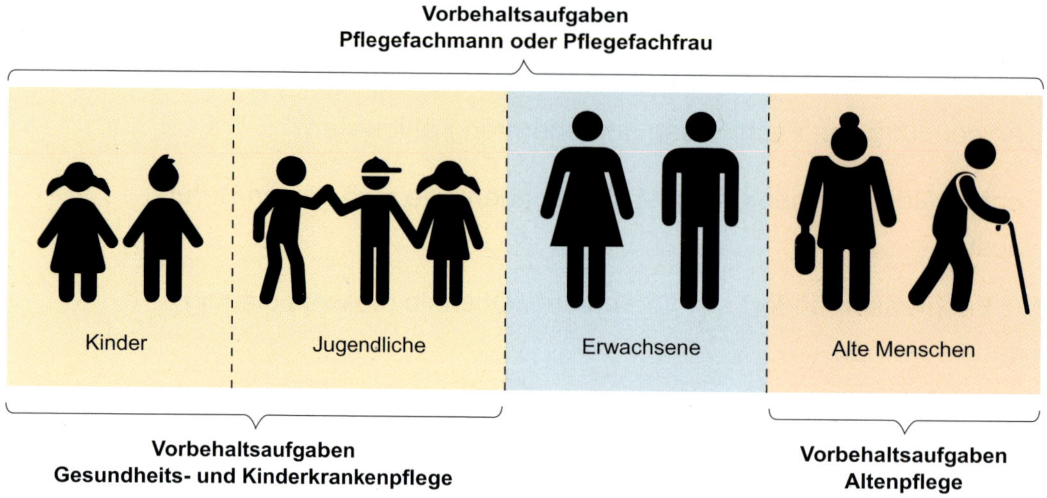

Abb. 1.2 Die Vorbehaltsaufgaben sind abhängig von der Berufsbezeichnung. [L143, P554]

Praxistipp

Übertragung von Vorbehaltsaufgaben
Der Arbeitgeber darf Vorbehaltsaufgaben **nicht** an andere Berufsgruppen übertragen. Zum Beispiel an Pflegehelfer oder Ärzte.

Eine Delegation von Vorbehaltsaufgaben ist nicht möglich.
Das Fachwort für die Übertragung von Aufgaben an eine andere Berufsgruppe heißt: **Delegation.**
Zum Beispiel können Pflegefachpersonen bestimmte Tätigkeiten an Personal delegieren, das weniger *qualifiziert* ist. Die **Verantwortung** bleibt aber bei der Pflegefachperson:

- Hat die Pflegehelferin die notwendige *Qualifikation?* Die Aufgabe muss korrekt angeleitet werden.
- Kann die Pflegehelferin die Tätigkeit korrekt durchführen? Hat die Pflegehelferin ausreichend Kenntnisse? Die Pflegehelferin muss sagen, wenn sie eine Aufgabe nicht ausführen kann. Oder wenn sie unsicher ist. Zum Beispiel: „Ich weiß nicht, wie eine Infusion angehängt wird. Ich weiß nicht, wie ich das machen muss."
- Führt die Pflegehelferin die Tätigkeit korrekt durch? Die Pflegefachperson überwacht die Ausführung der Aufgabe.

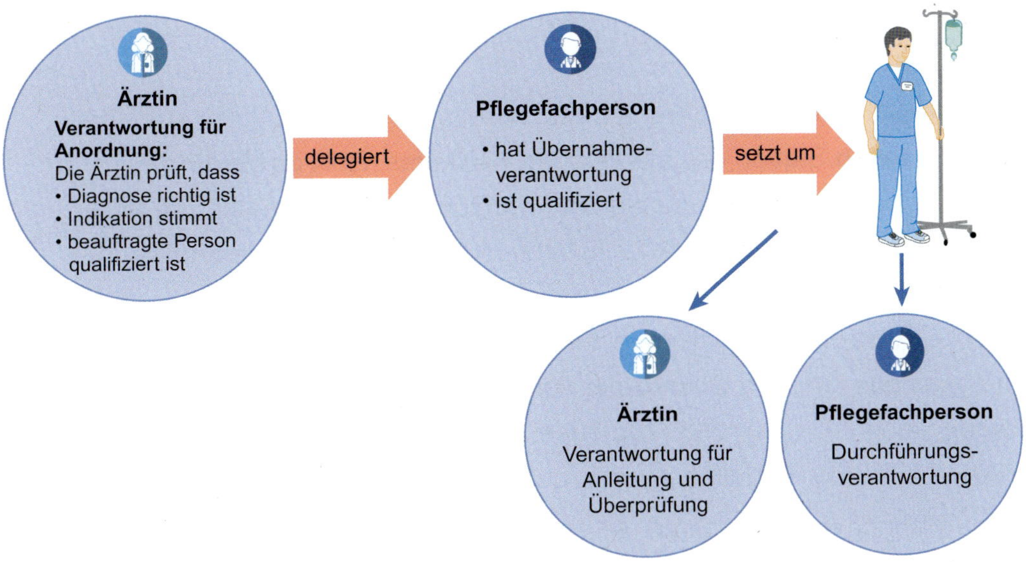

Abb. 1.3 Eine Ärztin kann die Durchführung einer Maßnahme an eine Pflegefachperson delegieren. In diesem Fall die Verabreichung von Medikamenten.
Indikation heißt: Grund für eine Behandlung.
[L143, J787]

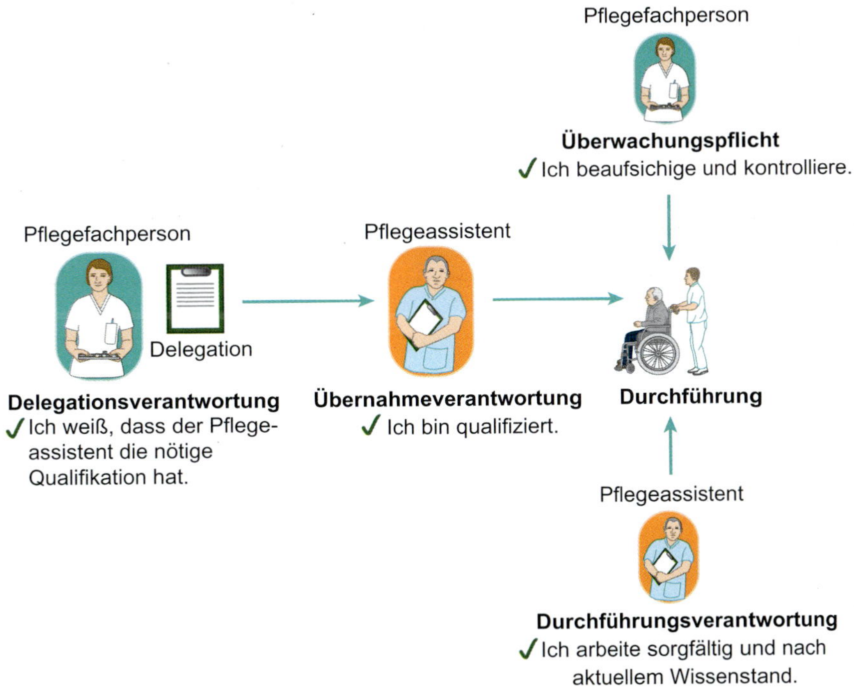

Abb. 1.4 Die Pflegefachperson delegiert eine Maßnahme an den Pflegeassistenten. Die Verantwortung bleibt bei der Pflegefachperson.
[L138]

Fallbeispiel

Frau Yücel

Die Pflegefachfrau Laura Lenz arbeitet bereits seit vielen Jahren auf einer kardiologischen Station des städtischen Klinikums. Dort ist sie für die Betreuung von Frau Yücel zuständig. Frau Yücel ist 70 Jahre alt. Sie leidet seit einigen Monaten an einer *Linksherzinsuffizenz.* Seit heute Morgen hat Frau Yücel Atemnot.

Laura Lenz bittet die Praktikantin Johanna um Unterstützung. Johanna soll Folgendes tun: den Oberkörper von Frau Yücel hochlagern, die Kleidung lockern, lüften und Frau Yücel beruhigen.

Johanna führt die Aufgaben aus. Ist das korrekt?

Ja. Die Planung der Maßnahmen ist eine Vorbehaltsaufgabe. Diese Planung darf nur von der Pflegefachfrau Laura Lenz gemacht werden. Die Durchführung der geplanten Maßnahmen ist keine Vorbehaltsaufgabe. Diese Aufgaben können Hilfskräfte durchführen. Allerdings hat die Pflegefachfrau Laura Lenz die Verantwortung. Die Pflegefachfrau hat auch die Verantwortung dafür, wenn Pflegemaßnahmen neu angepasst werden müssen.

Als Johanna im Zimmer von Frau Yücel ist, klagt die Mitpatientin Frau Müller über Atemprobleme. Johanna setzt Frau Müller die Inhalationsmaske auf und inhaliert mit ihr. Ist das korrekt?

Nein. Das Inhalieren wird vom Arzt verordnet. Es wird von Pflegefachpersonen durchgeführt. Nur wenn die Pflegefachfrau Laura Lenz das Inhalieren an Johanna delegiert, dann darf Johanna diese Aufgabe ausführen.

1.2 Inwiefern ist der Pflegeprozess ein Beziehungsprozess?

Begriffserklärung

Beziehung: Verbindung und *Interaktion* zwischen zwei oder mehreren Personen.

Interaktion: Verhalten zwischen zwei oder mehreren Personen.

Beziehungsprozess: beschreibt die Verbindung zwischen zwei Personen. Diese Verbindung verändert sich mit der Zeit.

Es besteht immer eine **professionelle Beziehung** zwischen der Pflegefachperson und den zu pflegenden Menschen.

Deshalb ist der Pflegeprozess immer auch ein Beziehungsprozess.
Das bedeutet:

- Die Pflegefachperson berücksichtigt die Selbstbestimmung des Patienten.
- Die Pflegefachperson führt den Pflegeprozess gemeinsam mit dem Patienten durch.
- Die Pflegefachperson geht dabei respektvoll mit dem Patienten um.

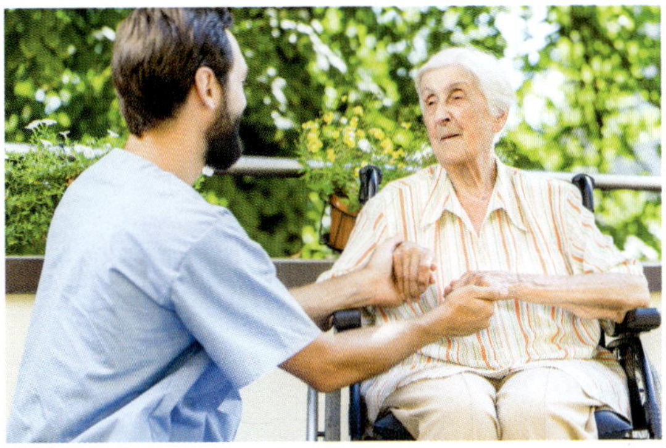

Abb. 1.5 Der Pflegeprozess ist ein Beziehungsprozess. Der Pflegefachmann achtet auf die Bedürfnisse der Bewohnerin. [J787-047]

In der Professionellen Pflege gibt es unterschiedliche Ansätze.
Funktionspflege: Die Pflege wird nach Aufgaben organisiert. Zum Beispiel: Eine Pflegefachfrau verteilt die Medikamente an alle Patienten. Eine andere Pflegefachfrau misst die Vitalzeichen bei allen Patienten. Jede Pflegefachperson hat daher nur einen Teil der Informationen zu den Patienten.
Bezugspflege: Die Aufteilung orientiert sich an den Patienten. Ein Pflegefachmann übernimmt alle Aufgaben bei einem Patienten. Oder bei allen Patienten in einem Patientenzimmer. Die Pflegefachperson hat während der Schicht die Verantwortung für ihre Patienten.
Primary Nursing: Eine Bezugspflegeperson übernimmt die vollständige Verantwortung für den gesamten Pflegeprozess bei einem Patienten. Es wird eine andauernde Beziehung zwischen Bezugspflegeperson und dem Patienten aufgebaut. Die Pflegefachperson hat während des gesamten Aufenthalts die Verantwortung für ihre Patienten.

2 Welche Schritte gibt es im Pflegeprozess?

Begriffserklärung

Pflegeprozess: eine Methode zur Erfassung, Planung, Durchführung und **Evaluation** pflegerischer Maßnahmen.

Es gibt verschiedene Modelle des Pflegeprozesses. Zum Beispiel

- Das 6-Schritte-Modell. Zum Beispiel nach Fiechter und Meier.
- Das 5-Schritte-Modell. Zum Beispiel nach Gordon, NANDA.
- Das 4-Schritte-Modell. Zum Beispiel nach Yura und Walsh, WHO.

Der Pflegeprozess nach **Fiechter und Meier** besteht aus 6 Schritten. Die Schritte bauen immer aufeinander auf.

Schritte des Pflegeprozesses

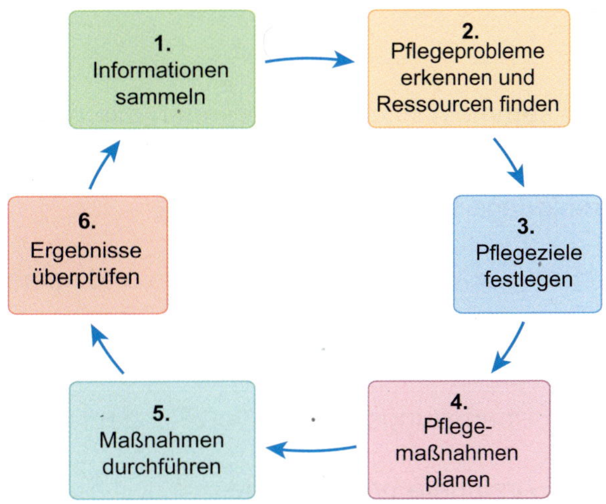

Abb. 2.1 Pflegeprozess in Anlehnung an Fiechter und Meier [G375, L143]

2

Das sind die 6 Schritte des Pflegeprozesses nach Fiechter und Meier:

1. Informationen sammeln
2. Pflegeprobleme erkennen und Ressourcen finden
3. Pflegeziele festlegen
4. Pflegemaßnahmen planen
5. Maßnahmen durchführen
6. Pflegeergebnisse überprüfen (**Evaluation**)

2.1 Informationen sammeln

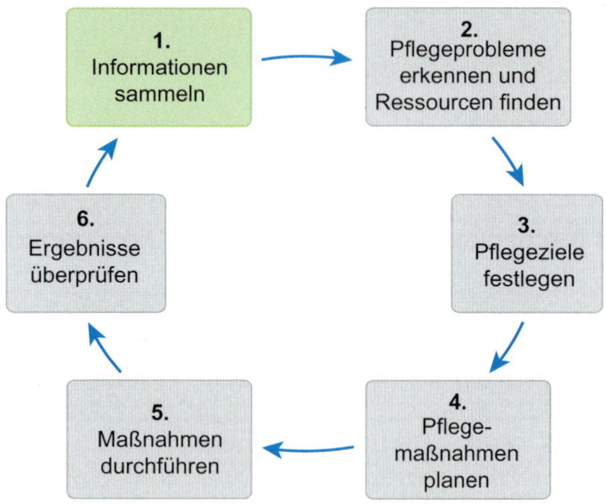

Abb. 2.2 Erster Schritt im Pflegeprozess: Informationen sammeln. [G375, L143]

Zuerst sammeln Pflegefachpersonen alle wichtigen **Informationen** über die Situation des Patienten. Pflegefachpersonen sammeln die Informationen auf verschiedene Weise:

- im Erstgespräch mit dem Patienten und seinen Angehörigen
- in weiteren Gesprächen mit Patienten und Angehörigen
- durch Überleitungsberichte von Pflegediensten oder Pflegeeinrichtungen
- durch Arztbriefe und Befunde
- durch Dokumentation von Gesprächen mit Kolleginnen und anderen Berufsgruppen wie Ärzten oder Physiotherapeuten

- durch Beobachtung des Patienten:
  - Datensammlung durch *Screening-Verfahren.* Zum Beispiel Blutzuckermessung oder Blutdruckmessung.
  - Datensammlung mithilfe von *Assessmentinstrumenten.* Zum Beispiel eine Schmerzskala.

Begriffserklärung

Pflegeanamnese: Die Pflegefachperson erfragt wichtige Informationen aus dem Leben des Patienten. Das betrifft die Bereiche: Gesundheit, soziale Kontakte, Wohnsituation, Gestaltung des Lebens, Berufstätigkeit.
Pflegeassessment: Die Pflegefachperson beurteilt den aktuellen Gesundheitszustand eines Patienten mithilfe von Instrumenten. Zum Beispiel: eine Schmerzskala.
Informationen werden in der Patientenakte dokumentiert. Zum Beispiel in einem **Anamnesebogen.**
Assessmentinstrumente: Hilfsmittel, um den Zustand eines Patienten einzuschätzen. Zum Beispiel ein Fragebogen oder eine Skala.

Beobachtung des Patienten

Die Beobachtung des Patienten bei der pflegerischen Versorgung ist wichtig.

Begriffserklärung

Patientenbeobachtung: Pflegefachpersonen kontrollieren und überwachen den Zustand des Patienten.

- Fortlaufende Beobachtung. Zum Beispiel: durch eine Monitorüberwachung.
- Beobachtung in regelmäßigen Abständen. Zum Beispiel: Kontrolle der Körpertemperatur morgens und abends.
- Beobachtung bei bestimmten Situationen. Zum Beispiel: Messung des Körpergewichts vor einer Operation.
- Beobachtung bei Bedarf. Zum Beispiel: Der Patient klagt über Juckreiz am Rücken. Die Pflegefachperson kontrolliert die Haut am Rücken des Patienten.

Ziele der Beobachtung

- Pflegepersonen bewerten den aktuellen Zustand. Pflegefachpersonen entscheiden, ob Maßnahmen durchgeführt werden müssen.
- Pflegefachpersonen vergleichen den aktuellen Zustand mit der Ausgangssituation. Waren die Maßnahmen wirksam? Gab es eine Verbesserung?
- Pflegefachpersonen bewerten, ob Komplikationen aufgetreten sind.

Die Beobachtung des Patienten ist wichtig beim Sammeln von Informationen. Die Beobachtung kann auf verschiedene Weise erfolgen:

- Mit Hilfsmitteln. Zum Beispiel: Thermometer, Monitor, Waage, Blutdruckmessgerät.
- Mit Assessmentinstrumenten. Zum Beispiel: Schmerzskala, *Glasgow-Koma-Skala.*
- Mit den Sinnen:
  - Mit den Augen (*visuell*). Zum Beispiel: Wie sieht die Haut des Patienten aus?
  - Mit den Ohren (*auditiv*). Zum Beispiel: Wie hört sich der Husten des Patienten an?
  - Mit der Nase (*olfaktorisch*). Zum Beispiel: Wie riecht der Urin des Patienten?
  - Mit dem Tastsinn (*taktil-haptisch*). Zum Beispiel: Wie fühlt sich die Haut des Patienten an?

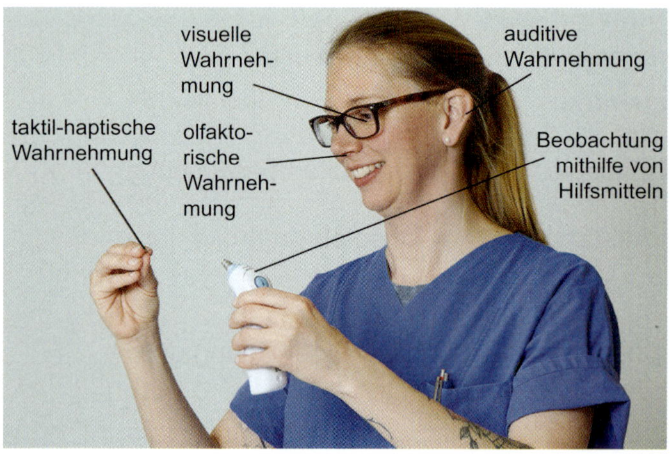

Abb. 2.3 Pflegefachpersonen beobachten zunächst immer mit ihren Sinnesorganen. Im weiteren Verlauf nutzen sie auch Instrumente. [K115]

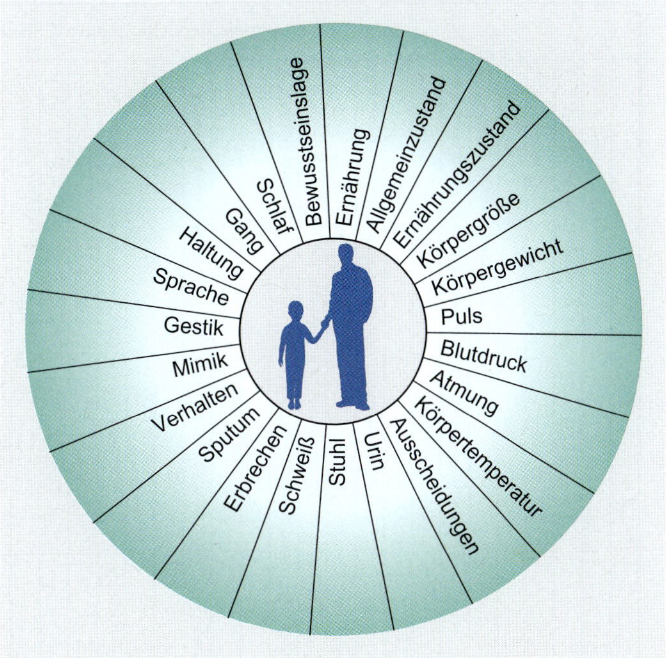

Abb. 2.4 Pflegefachpersonen beobachten die Patienten im Hinblick auf die Lebensaktivitäten. [L138]

Merkhilfe

Informationen: direkt und indirekt

Direkte Information: Diese Informationen sind vom Patienten selbst. Zum Beispiel: im Gespräch mit dem Patienten oder die Pflegefachperson misst den Blutdruck.

Indirekte Information: Die Pflegefachperson erhält die Information von anderen Personen oder aus Dokumenten. Zum Beispiel: im Gespräch mit einem Angehörigen oder aus einem Arztbrief.

Bei indirekten Informationen besteht die Gefahr einer Verwechslung. Und es besteht die Gefahr einer falschen Beurteilung. Direkte Informationen sind daher etwas sicherer.

Informationen: objektiv und subjektiv

Objektive Information: Die Information ist messbar. Zum Beispiel: der Blutdruck oder das Körpergewicht eines Menschen.

Subjektive Information: Die Information wird von einer Person gedeutet. Die Information hängt von der persönlichen Wahrnehmung und Einstellung ab. Zum Beispiel: die Schmerzwahrnehmung.

Die gesammelten **Informationen** sind wichtig für den Pflegeprozess und für die Pflegeplanung. Daher werden Informationen in der Patientenakte **dokumentiert.** Zum Beispiel in einem Anamnesebogen.

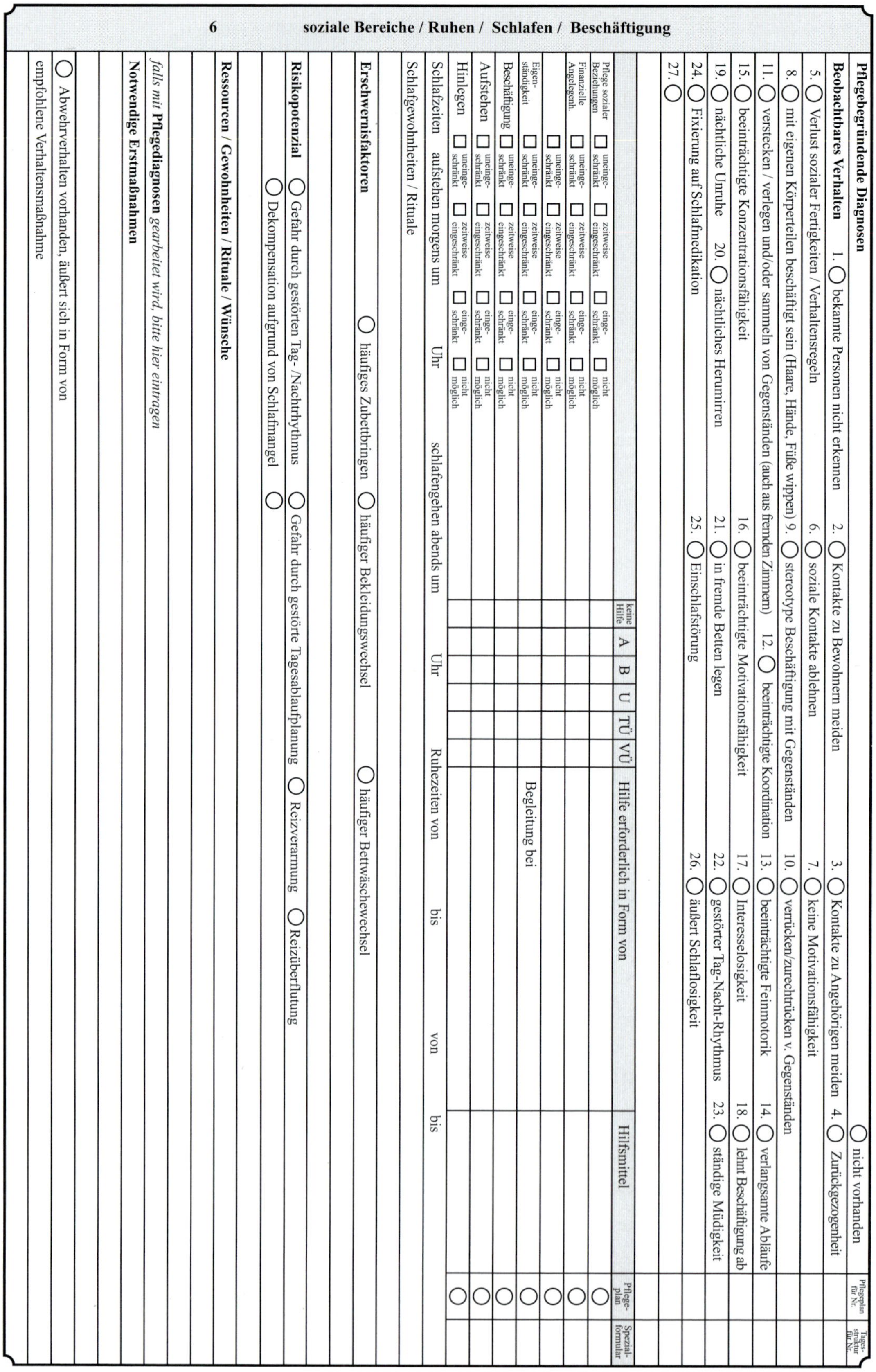

6 soziale Bereiche / Ruhen / Schlafen / Beschäftigung

Pflegebegründende Diagnosen ◯ nicht vorhanden | Pflegeplan für Nr. | Tagesstruktur für Nr.

Beobachtbares Verhalten 1. ◯ bekannte Personen nicht erkennen 2. ◯ Kontakte zu Bewohnern meiden 3. ◯ Kontakte zu Angehörigen meiden 4. ◯ Zurückgezogenheit

5. ◯ Verlust sozialer Fertigkeiten / Verhaltensregeln 6. ◯ soziale Kontakte ablehnen 7. ◯ keine Motivationsfähigkeit

8. ◯ mit eigenen Körperteilen beschäftigt sein (Haare, Hände, Füße wippen) 9. ◯ stereotype Beschäftigung mit Gegenständen 10. ◯ verrücken/zurechtrücken v. Gegenständen

11. ◯ verstecken / verlegen und/oder sammeln von Gegenständen (auch aus fremden Zimmern) 12. ◯ beeinträchtigte Koordination 13. ◯ beeinträchtigte Feinmotorik 14. ◯ verlangsamte Abläufe

15. ◯ beeinträchtigte Konzentrationsfähigkeit 16. ◯ beeinträchtigte Motivationsfähigkeit 17. ◯ Interesselosigkeit 18. ◯ lehnt Beschäftigung ab

19. ◯ nächtliche Unruhe 20. ◯ nächtliches Herumirren 21. ◯ in fremde Betten legen 22. ◯ gestörter Tag-Nacht-Rhythmus 23. ◯ ständige Müdigkeit

24. ◯ Fixierung auf Schlafmedikation 25. ◯ Einschlafstörung 26. ◯ äußert Schlaflosigkeit

27. ◯

					keine Hilfe	A	B	U	TÜ	VÜ	Hilfe erforderlich in Form von	Hilfsmittel	Pflegeplan	Spezialformular
Pflege sozialer Beziehungen	☐ uneingeschränkt	☐ zeitweise eingeschränkt	☐ eingeschränkt	☐ nicht möglich									◯	
Finanzielle Angelegenh.	☐ uneingeschränkt	☐ zeitweise eingeschränkt	☐ eingeschränkt	☐ nicht möglich									◯	
	☐ uneingeschränkt	☐ zeitweise eingeschränkt	☐ eingeschränkt	☐ nicht möglich									◯	
Eigenständigkeit	☐ uneingeschränkt	☐ zeitweise eingeschränkt	☐ eingeschränkt	☐ nicht möglich							Begleitung bei		◯	
Beschäftigung	☐ uneingeschränkt	☐ zeitweise eingeschränkt	☐ eingeschränkt	☐ nicht möglich									◯	
Aufstehen	☐ uneingeschränkt	☐ zeitweise eingeschränkt	☐ eingeschränkt	☐ nicht möglich									◯	
Hinlegen	☐ uneingeschränkt	☐ zeitweise eingeschränkt	☐ eingeschränkt	☐ nicht möglich									◯	

Schlafzeiten aufstehen morgens um Uhr schlafengehen abends um Uhr Ruhezeiten von bis von bis

Schlafgewohnheiten / Rituale

Erschwernisfaktoren ◯ häufiges Zubettbringen ◯ häufiger Bekleidungswechsel ◯ häufiger Bettwäschewechsel

Risikopotenzial ◯ Gefahr durch gestörten Tag- /Nachtrhythmus ◯ Gefahr durch gestörte Tagesablaufplanung ◯ Reizverarmung ◯ Reizüberflutung

◯ Dekompensation aufgrund von Schlafmangel ◯

Ressourcen / Gewohnheiten / Rituale / Wünsche

falls mit **Pflegediagnosen** *gearbeitet wird, bitte hier eintragen*

Notwendige Erstmaßnahmen

◯ Abwehrverhalten vorhanden, äußert sich in Form von

empfohlene Verhaltensmaßnahme

Abb. 2.5 Beispiel für einen Anamnesebogen für eine gerontopsychiatrische Station. Auf diesem Blatt werden Informationen zum Verhalten des Patienten gesammelt. [V430]

Beim Sammeln von Informationen können Fehler passieren:

- Geräte funktionieren nicht richtig. Oder Geräte werden falsch verwendet.
- Symptome werden falsch eingeschätzt. Zum Beispiel: Ein Mensch hat einen zu hohen Blutdruck. Ursache kann aber auch sein, dass der Patient beim Arztbesuch sehr aufgeregt ist.
- Aussagen von Patienten werden nicht ernst genommen.

Praxistipp

Pflegefachpersonen achten auf eine korrekte Beobachtung des Patienten. Ein ruhiger Raum ohne Störungen ist dabei hilfreich.

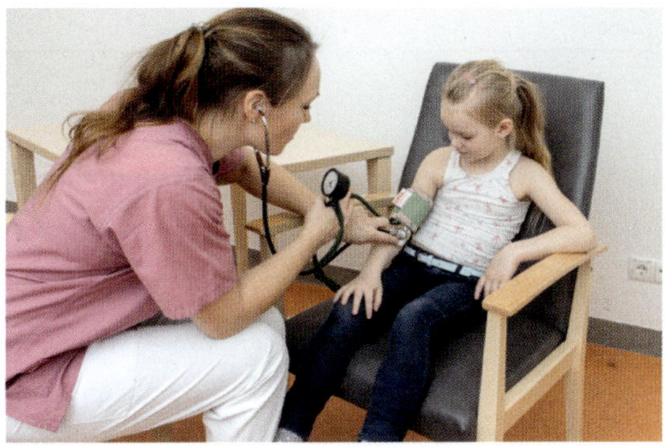

Abb. 2.6 Beim Blutdruckmessen werden Informationen gesammelt. [K115]

2

Praxistipp

Schmerzskala: Hilfsmittel, um eine Schmerzsituation einzuschätzen. Die Pflegefachperson fragt den Patienten nach seinen Schmerzen. Der Patient schätzt mit einer Skala seine Schmerzen ein. Zum Beispiel:

- **N**umerische **S**kating **S**kala (NRS): Patienten schätzen ihre Schmerzen mit einer Zahl zwischen 0 und 10 ein. 0 bedeutet „kein Schmerz". 10 bedeutet „stärkster Schmerz".
- **V**erbale **R**ang **S**kala (VRS): Patienten schätzen ihre Schmerzen mit Worten ein.
- Gesichterskala: Kinder über 4 Jahre und Menschen mit Entwicklungsstörungen ordnen die Stärke ihrer Schmerzen Gesichtern zu.

Die Abbildung 2.7 zeigt diese Beispiele.

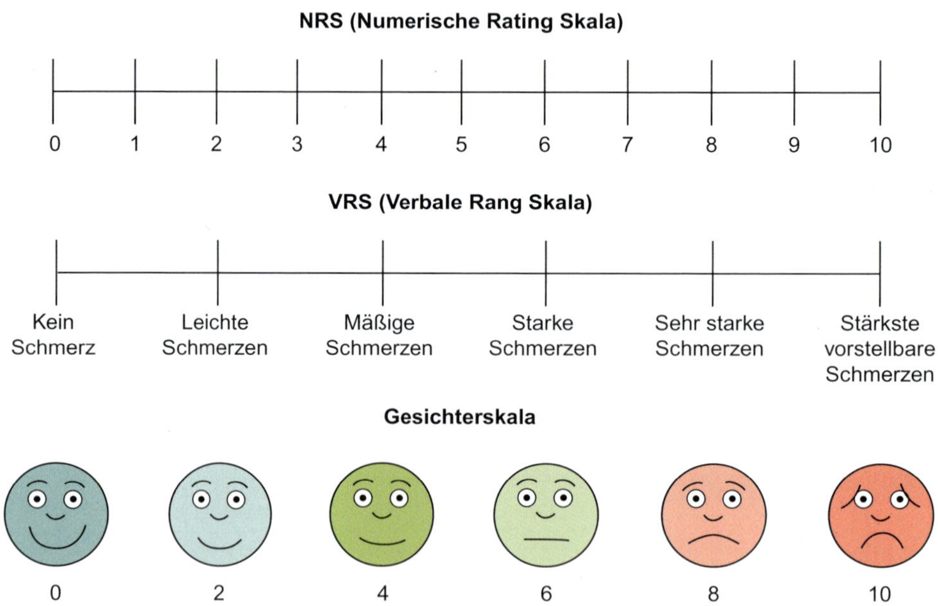

Abb. 2.7 Skalen zur Schmerzerfassung [L143]

Fallbeispiel

Herr Maier

Herr Maier ist 83 Jahre alt. Er lebt mit seiner Tochter auf einem Bauernhof. Herrn Maiers Frau ist vor vielen Jahren verstorben. Bisher hat er sich selbst versorgt. Herr Maier hat sogar noch auf dem Hof mitgeholfen.

Heute Morgen ist Herr Maier mit starkem Husten und Fieber aufgewacht. Als er Atemnot bekam, hat die Tochter den Krankenwagen gerufen. Im Krankenhaus wird eine akute Bronchitis festgestellt. Herr Maier wird auf Station 4B verlegt. Pflegefachfrau Laura Lenz übernimmt das Anamnesegespräch.

Herr Maier gibt an, starke Schmerzen zu haben. Beim Gespräch hört Laura Lenz rasselnde Atemgeräusche. Herr Maier äußert den Wunsch, wieder nach Hause zu wollen. Er kann nachts generell schlecht schlafen. Im Krankenhaus wird das nicht besser sein. Außerdem müssen auf dem Hof Arbeiten erledigt werden.

Herr Maier berichtet, dass sein rechtes Bein seit einigen Wochen schmerzt. Er kann nicht mehr so schnell gehen.

Die Tochter berichtet, dass Herr Maier gerne mal eine Zigarre raucht.

Welche Informationen können durch die Anamnese gesammelt werden?

- **Assessment** zur Einschätzung der *Dyspnoe* (Atemnot).
- Wann besteht Dyspnoe?
  - Bei Ruhe?
  - Bei geringer Belastung?
  - Bei mäßiger Belastung?
  - Bei starker Belastung?
- Wie oft tritt Dyspnoe auf?
- Wie geht Herr Maier mit der Dyspnoe um?
- Welche Begleitsymptome treten auf?
- Welche Aktivitäten führen zur Dyspnoe?

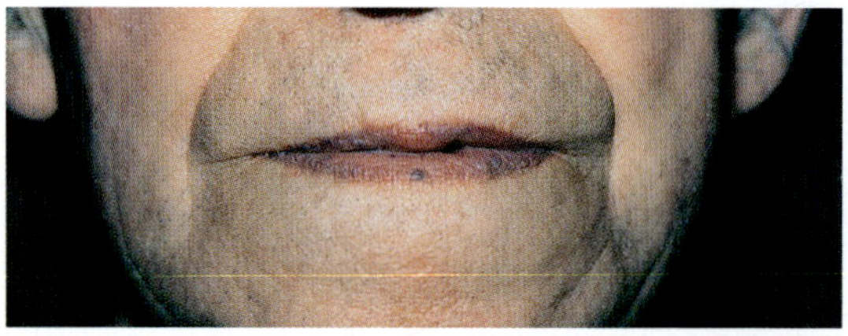

Abb. 2.8 Die Pflegefachperson erkennt eine Blaufärbung der Lippen. Die Blaufärbung ist ein Zeichen bei Sauerstoffmangel. Das Fachwort für die Blaufärbung ist: Zyanose. [G645]

Welche Ursache trifft bei Herrn Maier zu?

- *Bronchitis*

Welche Symptome hat Herr Maier?

- Fieber
- starken Husten
- starke Schmerzen
- Atemnot
- rasselnde Atemgeräusche
- Schmerzen am rechten Bein seit einigen Wochen
- Weitere Symptome?

Wie wirkt sich die Dyspnoe auf die Situation von Herrn Maier aus?

- Braucht Herr Maier wegen der Dyspnoe Unterstützung bei der Bewegung?
- Ist Herr Maier in der Lage, seine Körperpflege allein durchzuführen?
- Vermeidet Herr Maier wegen der Schmerzen tiefes Atmen?

2.2 Pflegeprobleme erkennen und Ressourcen finden

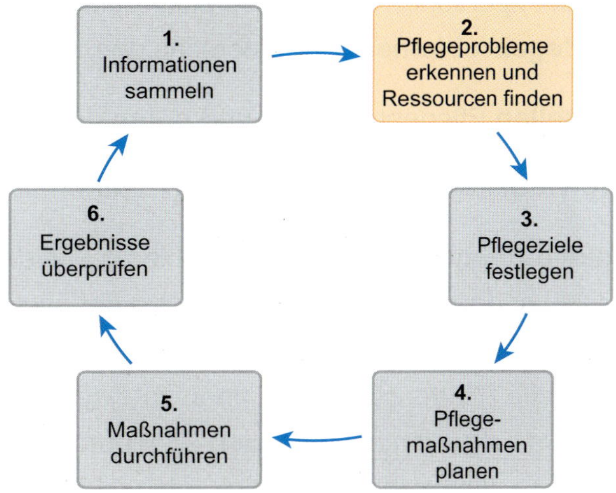

Abb. 2.9 Zweiter Schritt im Pflegeprozess: Pflegeprobleme erkennen und Ressourcen finden. [G375, L143]

Begriffserklärung

Ressource: Hilfsmittel und Fähigkeiten des Patienten zur Bewältigung von Erkrankungen. Ressourcen können sein: körperlich, finanziell, sozial oder psychisch. Eine Ressource dient zur Unterstützung.
Innere Ressourcen: Fähigkeiten, Einstellungen. Zum Beispiel: körperliche Kräfte, Einstellungen, Humor, religiöser Glaube.
Äußere Ressourcen: zum Beispiel Familie, Geld, Arbeit.
Ein Patient kann auf Ressourcen zurückgreifen, um eine Krankheit zu bewältigen.

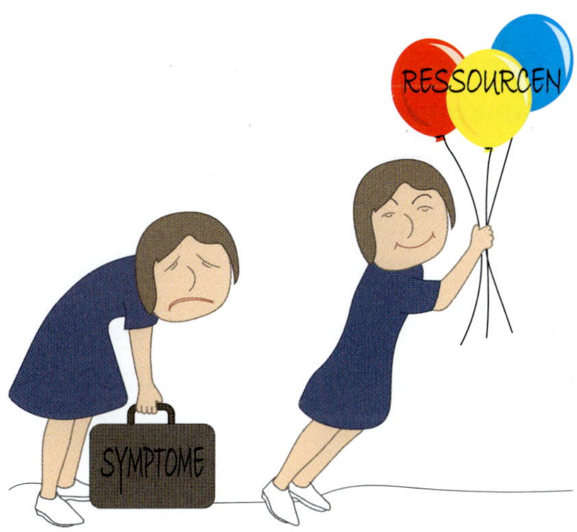

Abb. 2.10 Symptome belasten. Ressourcen helfen. [L138]

Pflegefachpersonen sammeln die Informationen im ersten Schritt. Mit diesen Informationen schätzen Pflegefachpersonen den Pflegebedarf des Patienten ein. Pflegefachpersonen ermitteln Pflegeprobleme und Ressourcen des Patienten. Bei **Pflegeproblemen** wird unterschieden zwischen:

- **aktuellen** Pflegeproblemen und **potenziellen** Pflegeproblemen
- **individuellen** Pflegeproblemen und **generellen** Pflegeproblemen

Aktuelle Pflegeprobleme sind Probleme, die der Patient jetzt hat. Zum Beispiel: Ein Dekubitus, der eine Wunderversorgung benötigt.
Potenzielle Pflegeprobleme sind Probleme, die sich noch entwickeln können. Potenzielle Pflegeprobleme können zu einer Gefahr für den Patienten werden. Sie treten als Folge von bestehenden Pflegeproblemen auf. Zum Beispiel: Ein Patient ist bettlägerig. Dadurch besteht die Gefahr, dass der Patient eine Thrombose bekommt.
Individuelle Pflegeprobleme betreffen die persönliche Lebenssituation des einzelnen Patienten. Individuelle Probleme beziehen sich auf die einzigartige Situation eines Patienten. Zum Beispiel: Ein Patient ist inkontinent. Deshalb braucht der Patient bestimmte Hilfsmittel.
Generelle Pflegeprobleme sind allgemeine Probleme. Generelle Pflegeprobleme können viele oder alle Patienten betreffen. Zum Beispiel: Viele bettlägerige Patienten haben die Gefahr, dass eine Pneumonie auftritt. Bettlägerigkeit fördert das Risiko der *Pneumonie*.

Merkhilfe

Diagnosen sind keine Pflegeprobleme!
Auch Gegebenheiten wie Blasendauerkatheter oder Stoma sind keine Pflegeprobleme.
Ein Pflegeproblem ergibt sich zum Beispiel aufgrund der medizinischen Diagnose.
Zum Beispiel: Die medizinische Diagnose ist Herzinsuffizienz.
Generelles Pflegeproblem: Atemnot.
Individuelles Pflegeproblem: Eingeschränkte Selbstständigkeit im häuslichen Umfeld. Ursache: Wohnung im 4. Stock ohne Aufzug.

Pflegeprobleme zeigen die fehlenden Fähigkeiten eines Patienten.
Pflegefachpersonen beachten immer die Pflegeprobleme und die **Ressourcen.**

Welche Ressourcen hat der Patient?
Zum Beispiel:

- Hilfe durch Angehörige
- Hilfsmittel. Zum Beispiel: Treppenaufzug, Rollator, Toilettenstuhl.
- Interessen. Zum Beispiel: Musikhören oder Lesen.

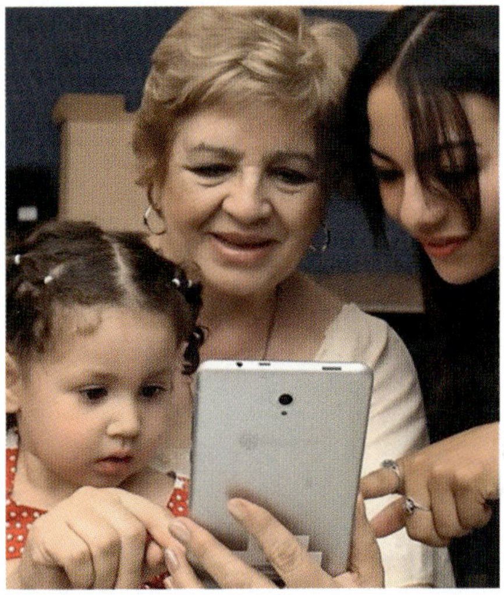

Abb. 2.11 Familie kann eine Ressource sein. [F654-002]

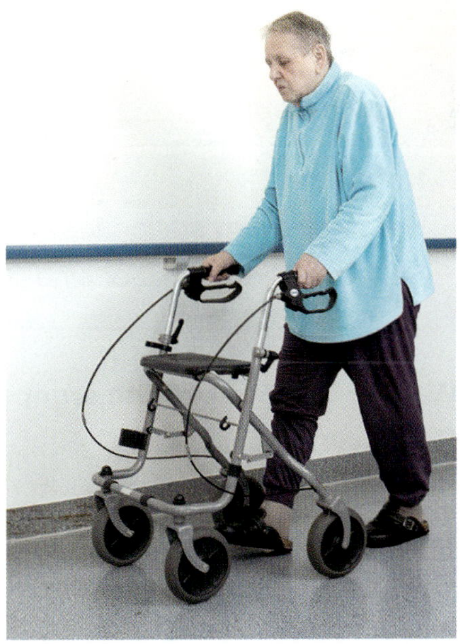

Abb. 2.12 Ein Rollator kann eine Ressource sein. Der Rollator unterstützt die Frau bei der Fortbewegung. [K115]

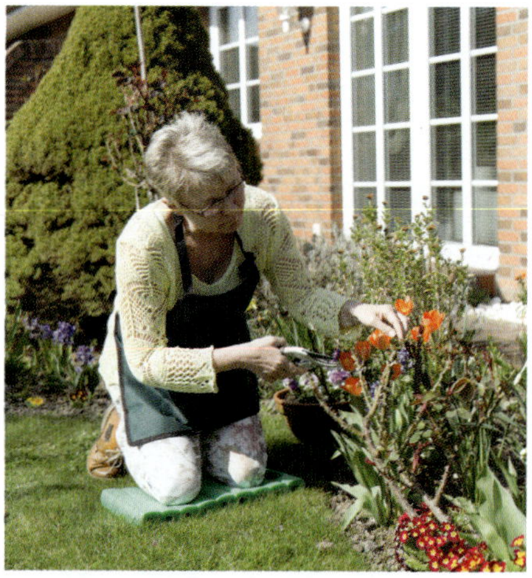

Abb. 2.13 Hobbys sind Ressourcen. Hobbys geben Entspannung und neue Energie. Zum Beispiel: im Garten arbeiten.
[J787]

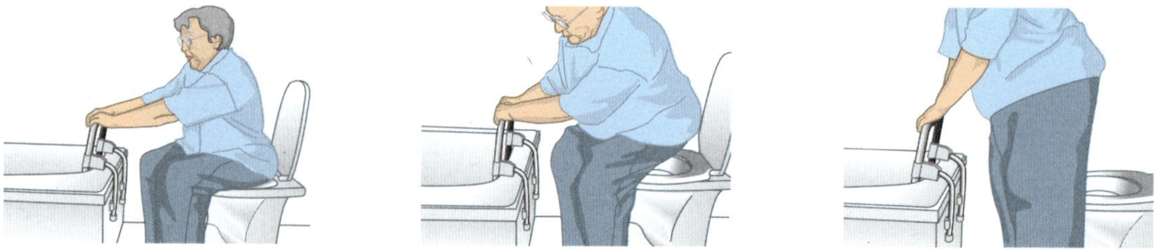

a Die Patientin hält sich mit beiden Händen an der Halterung fest.

b Nun verlagert sie ihr Gewicht nach vorne und zieht sich in den Stand.

c Auch im Stehen gibt die Halterung Sicherheit.

Abb. 2.14 Die Halterung an der Toilette ist eine Ressource. Die Frau kann das Hilfsmittel anwenden. Deshalb kann die Frau allein auf die Toilette gehen.
[L138]

Fallbeispiel

Herr Maier

Herr Maier wird stationär aufgenommen. Der Arzt verordnet eine Sauerstofftherapie über eine Sauerstoffmaske.

Welche Pflegeprobleme ergeben sich bei Herrn Maier aus der Atemnot? Beispiele:

- Herr Maier hat aufgrund der Bronchitis *Dyspnoe* (Atemnot).
- Herr Maier hat Fieber und schwitzt. Es besteht die Gefahr einer *Dehydratation.*
- Gefahr einer *Pneumonie*
- Gefahr einer *Thrombose*
- *Selbstpflegedefizit*

- Gefahr einer *Obstipation*
- Durchblutungsstörungen
- *Immobilität*
- Sturzgefahr

Über welche Ressourcen verfügt Herr Maier?
Beispiele:

- Herr Maier beherrscht atemerleichternde Atemtechniken.
- Herr Maier geht im Zimmer ohne Hilfsmittel und ohne Unterstützung.
- Herr Maier akzeptiert die Sauerstoffmaske.
- Die Tochter von Herrn Maier unterstützt Herrn Maier.

Pflegediagnosen im Pflegeprozess

Die Pflegefachperson hat Informationen über den Patienten gesammelt. Anschließend hat die Pflegefachperson Pflegeprobleme und Ressourcen des Patienten ermittelt. Diese Schritte werden auch als diagnostischer Prozess bezeichnet.
Das **Erstellen einer Diagnose** ist aus der Medizin bekannt. Die Ärztin stellt eine medizinische Diagnose. Zu dieser Diagnose verordnet die Ärztin eine Therapie. Häufig basieren Therapien auf medizinischen Leitlinien. *Medizinische Leitlinien* beruhen auf wissenschaftlichen Erkenntnissen. Medizinische Leitlinien sind Empfehlungen, wie bestimmte Erkrankungen behandelt werden sollen. Zum Beispiel: Leitlinie Schlaganfall.
Die **Pflegediagnostik** geht ähnlich vor. Bestimmte Pflegeprobleme kommen häufig bei verschiedenen Patienten vor. Diese Pflegeprobleme und Pflegeziele müssen nicht immer neu für jeden Patienten formuliert werden. Zum Beispiel: Gefahr einer Thrombose bei Bettlägerigkeit.

Begriffserklärung

Pflegediagnostik: In einem Prozess wird der Gesundheitszustand eines Patienten erfasst. Und es werden die Bedürfnisse des Patienten erfasst. Auf dieser Grundlage ermittelt die Pflegefachperson eine Pflegediagnose. Der diagnostische Prozess ist die Abfolge von:

- Wahrnehmung und Beobachtung (Assessment)
- Analyse, Interpretation und Beurteilung von gesammelten Informationen
- Formulierung einer Pflegediagnose

Pflegediagnose: Die Pflegefachperson beurteilt die *Reaktion* eines Menschen auf ein gesundheitliches Problem. Es gibt bereits ausformulierte Pflegediagnosen in verschiedenen *Pflegeklassifikationssystemen.* Mit Pflegediagnosen soll die Pflegeleistung besser erfasst werden. Die Pflegeleistung kann dann leichter abgerechnet werden.

Pflegediagnosen helfen Pflegefachpersonen,

- Beobachtungen zu strukturieren.
- gesammelte Informationen mit den Merkmalen von Pflegediagnosen zu vergleichen.
- den Patienten gezielt zu beobachten und zu befragen.

Praxistipp

Pflegefachpersonen hinterfragen Pflegediagnosen kritisch.
Für jeden Patienten oder Bewohner muss die Pflegediagnose individuell geprüft werden: Passt die Pflegediagnose zu der aktuellen Situation des Patienten oder Bewohners?

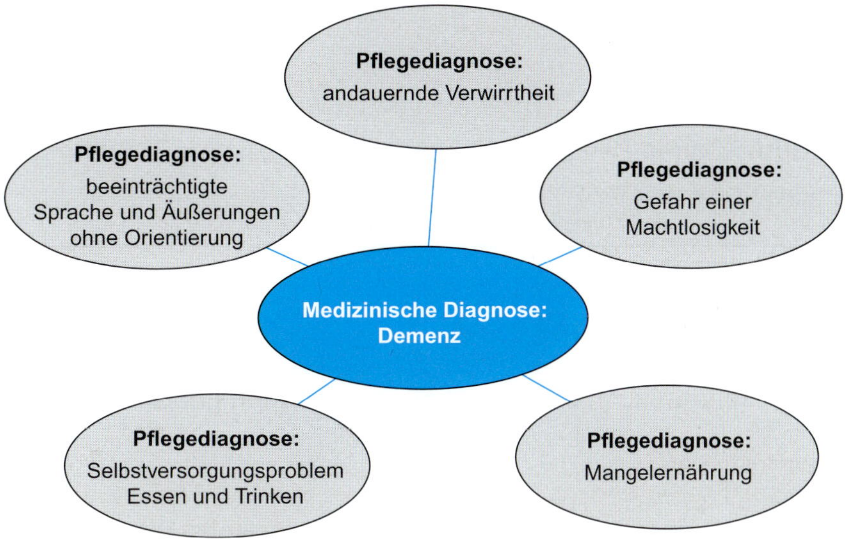

Abb. 2.15 Mögliche Pflegediagnosen bei der medizinischen Diagnose Demenz. [L143]

Welche Pflegediagnosen gibt es?

Es gibt verschiedene Listen mit Pflegediagnosen. Zum Beispiel:

- NANDA steht für: **N**orth **A**merican **N**ursing **D**iagnosis **A**ssociation **I**nternational.
- ENP steht für: **E**uropean **N**ursing Care **P**athways.
- POP steht für: **P**raxis**o**rientierte **P**flegediagnostik.

Einige Kliniken, Pflegeeinrichtungen und Sozialstationen in Deutschland arbeiten mit Pflegediagnosen.

Was spricht für die Nutzung von Pflegediagnosen?
Pflegediagnosen führen zu:

- einem strukturierten, nachvollziehbaren und pflegewissenschaftlich begründbaren Prozess
- einer einheitlichen Pflegesprache
- einer Vergleichbarkeit von Daten
- einem besseren Nachweis von Leistungen

Praxistipp

Anwendbarkeit prüfen
Bevor Pflegediagnosen in der Praxis eingesetzt werden, muss kritisch geprüft werden: Können Pflegediagnosen in der jeweiligen Einrichtung sinnvoll angewendet werden?

Pflegeklassifikationssysteme

Pflegediagnosen können auch in Klassifikationssystemen geordnet werden.

Begriffserklärung

Pflegeklassifikationssysteme: Systeme, um pflegerische Dinge zu **codieren** und Standards festzulegen. Diese Systeme werden weltweit benutzt. Im Laufe der Jahre sind viele verschiedene Pflegeklassifikationssysteme entstanden. Die Systeme haben unterschiedliche Schwerpunkte.

Pflegeklassifikationssysteme

- ermöglichen eine einheitliche, internationale Fachsprache.
- verbessern die Kommunikation zwischen Pflegefachpersonen und anderen Berufsgruppen.
- verbessern die Pflegequalität. Sie bieten Möglichkeiten, um Ergebnisse zu messen und zu bewerten.
- bieten eine Auswahl von Pflegemaßnahmen.
- messen Pflegeleistungen. Zum Beispiel: **LEP**® (**Le**istungserfassung und **P**rozessdokumentation im Gesundheitswesen)

Beispiel für eine **NANDA**-Pflegediagnose:

- Name der Pflegediagnose: beeinträchtigte körperliche Mobilität.
- Definition: Einschränkung der unabhängigen körperlichen Bewegung.
- Bestimmende Merkmale: Abnahme der Bewegungsfähigkeit, verlangsamte Bewegungen.

- Beeinflussende Faktoren: reduzierte Muskelkraft, Schmerzen.
- Risikofaktoren: Dekubitusgefahr.

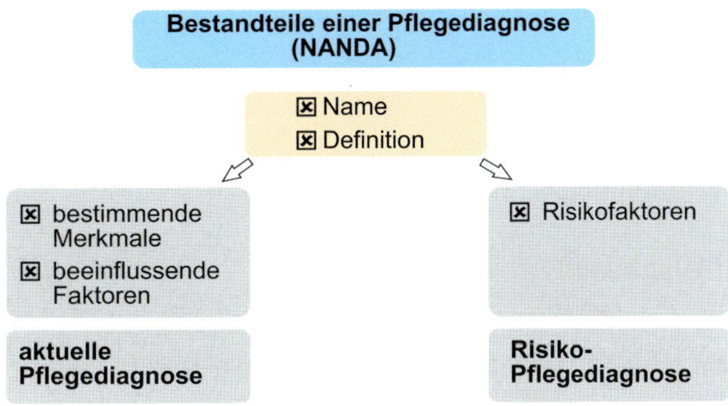

Abb. 2.16 Aufbau einer Pflegediagnose nach NANDA [M595]

Praxistipp

Viele Klassifikationssysteme sind schwierig. Zu Beginn ist die Anwendung ungewohnt. Das Erlernen der Systeme benötigt Zeit. Pflegefachpersonen können die Anwendung in Fortbildungen lernen.

2.3 Pflegeziele festlegen

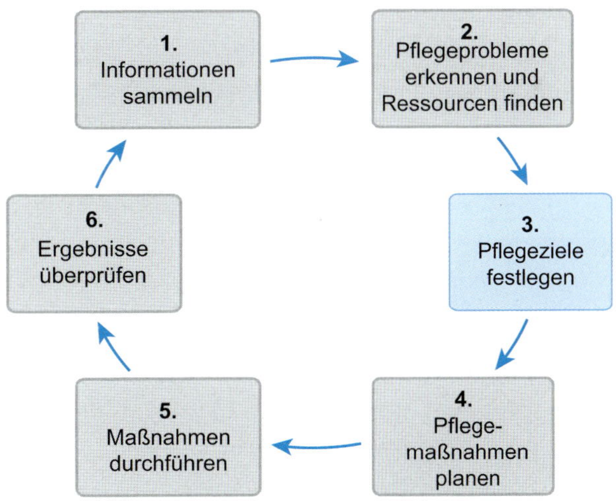

Abb. 2.17 Dritter Schritt im Pflegeprozess: Pflegeziele festlegen. [G375, L143]

Die Pflegefachpersonen dokumentieren alle Informationen, Symptome, Pflegeprobleme und Ressourcen.
Pflegefachpersonen legen fest, welche **Pflegeziele** erreicht werden sollen. Im Normalfall wird zu jedem Pflegeproblem ein Pflegeziel festgelegt.

Pflegeziele werden nach der *SMART-Regel* formuliert. SMART steht für die ersten Buchstaben der folgenden Wörter:

- **S**pezifisch
- **M**essbar
- **A**ngemessen
- **R**ealistisch
- **T**erminiert

Spezifisch bedeutet: Das Pflegeziel soll zur speziellen Situation des Patienten passen.
Messbar bedeutet: Das Pflegeziel soll eindeutig bestimmbar sein.
Angemessen bedeutet: Das Pflegeziel soll den Bedürfnissen des Patienten entsprechen.
Realistisch bedeutet: Es soll möglich sein, dass der Patient das Pflegeziel erreichen kann.
Terminiert bedeutet: Das Pflegeziel soll bis zu einem bestimmten Zeitpunkt erreicht werden.

Pflegeziele sollen immer **positiv** verfasst werden. Zum Beispiel: Mobilität des Patienten gewährleisten. NICHT: Der Patient soll keinen Dekubitus bekommen.
Es gibt **Nahziele** und **Fernziele.**
Beispiel Nahziel: Der Patient führt mithilfe des Toilettenstuhls ab.
Beispiel Fernziel: Der Patient geht selbstständig zur Toilette.

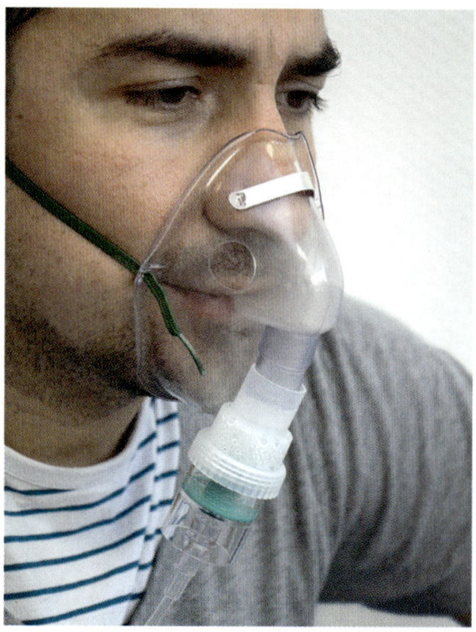

Abb. 2.18 Pflegeziel: Der Patient akzeptiert eine Sauerstoffmaske bei akuter Dyspnoe. [P100]

Welche Pflegeziele werden für Herrn Maier festgelegt?
Beispiele:

- Herr Maier atmet gleichmäßig. Er atmet ohne Atemnot und ohne Schmerzen.
- Herr Maier fühlt sich sicher und entspannt.
- Herr Maier kennt Körperhaltungen zum Unterstützen der Atmung.
- Herr Maier akzeptiert eine Sauerstoffmaske bei akuter Dyspnoe.
- Herr Maier kann die Lippenbremse anwenden.
- Herr Maier hustet selbstständig ab.
- Herr Maier trinkt mindestens 1,5 Liter Tee oder Mineralwasser am Tag.
- Herr Maier hat eine *physiologische* Körpertemperatur.
- Herr Maier wäscht seinen Oberkörper mit geringer Unterstützung.

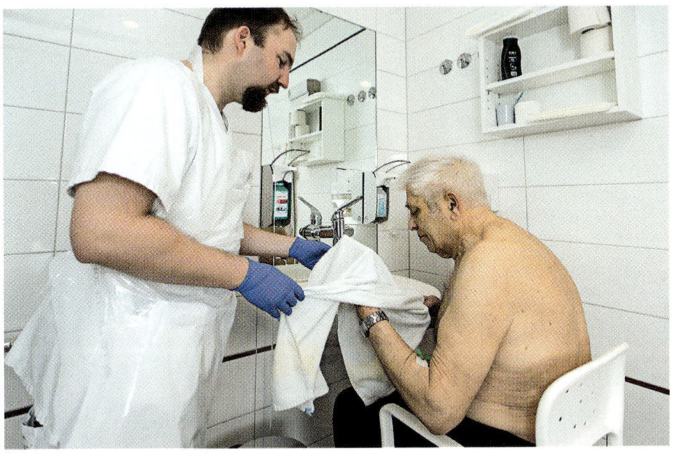

Abb. 2.19 Pflegeziel: Herr Maier wäscht seinen Oberkörper mit geringer Unterstützung selbst. [K115]

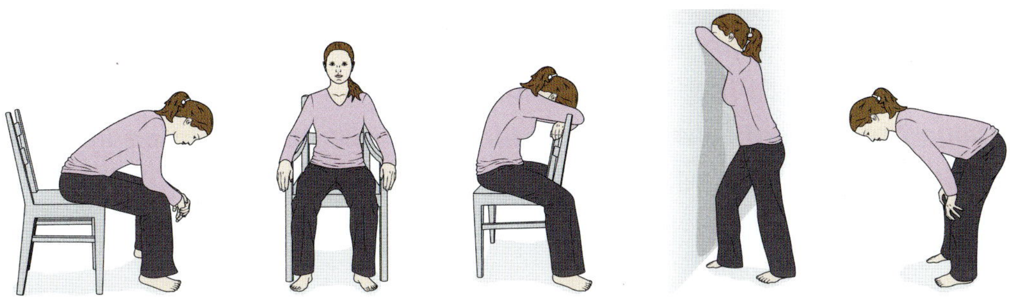

Abb. 2.20 Pflegeziel: Die Patientin kennt atemerleichternde Positionen. [L264]

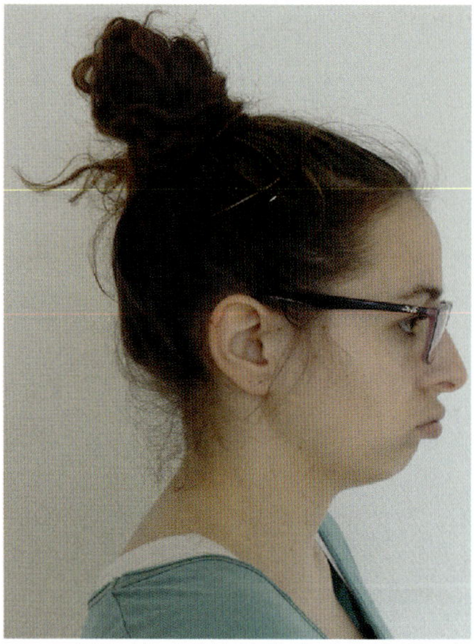

Abb. 2.21 Pflegeziel: Die Patientin kann die Lippenbremse anwenden.
[P269]

2.4 Pflegemaßnahmen planen

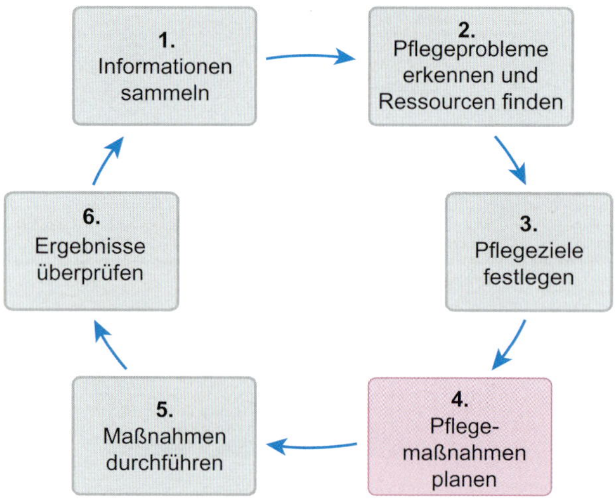

Abb. 2.22 Vierter Schritt im Pflegeprozess: Pflegemaßnahmen planen.
[G375, L143]

In der Pflegeplanung werden die **Pflegemaßnahmen** festgelegt. Die Maßnahmen sind wichtig, um die Pflegeziele zu erreichen. Die Ressourcen des Patienten haben Einfluss auf die Wahl der geeigneten Maßnahmen.

Die **Pflegeplanung** wird genau dokumentiert, damit alle Pflegefachpersonen und Pflegeassistenten die Maßnahmen durchführen können.

Bei der **Auswahl** der Pflegemaßnahmen wird vorher abgeklärt:

- Was kann der Patient?
- Wobei benötigt der Patient Anleitung und Unterstützung?
- Was kann der Patient nicht?

Pflegefachpersonen überprüfen, ob alle wichtigen Informationen in die Pflegeplanung aufgenommen wurden. Dazu stellen Pflegefachpersonen folgende Fragen:

- **Welche** Pflegemaßnahmen sollen durchgeführt werden?
- **Wie** und **womit** soll die Pflegemaßnahme durchgeführt werden?
- **Wer** soll die Pflegemaßnahme durchführen?
- **Wie oft** soll die Pflegemaßnahme durchgeführt werden?
- **Wann** soll die Pflegemaßnahme durchgeführt werden?
- **Wo** soll die Pflegemaßnahme durchgeführt werden?
- **Welcher** Unterstützungsbedarf ist notwendig?
  - vollständige Unterstützung?
  - teilweise Unterstützung?
  - Beaufsichtigung?
  - Beratung und Anleitung

Merkhilfe

Maßnahmenplan
Ein guter Pflegeplan gibt Antworten auf die W-Fragen:
„Wer macht was, wie, womit, wann und wie oft?"

Praxistipp

Grundlage der Pflegemaßnahmenplanung sind: Expertenstandards und Richtlinien der Einrichtung.

Welche Maßnahmen werden für Herrn Maier geplant?
Beispiele:

- Atemerleichternde Lagerungen, Oberkörperhochlagerung, Kutschersitz durchführen.
- Zeigen, wie die dosierte Lippenbremse geht.
- Helfen, Angst abzubauen.
- Darauf achten, dass Herr Maier lockere Kleidung trägt.
- Für frische Luft sorgen.
- Medikamentengabe nach ärztlicher Anordnung durchführen.
- Sauerstoffgabe nach ärztlicher Anordnung durchführen.
- Zum produktiven Husten anleiten.
- *Sekret* absaugen, wenn es notwendig ist.
- Inhalieren nach ärztlicher Anordnung.
- Kontrolle der Vitalzeichen.
- Kontrolle der Sauerstoffsättigung.

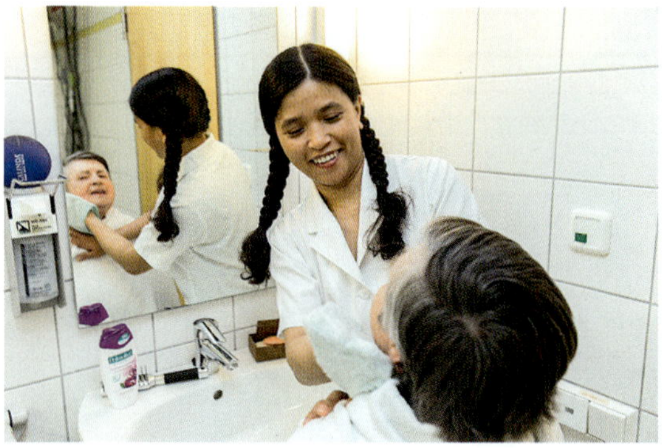

Abb. 2.23 Beispiel für eine geplante Pflegemaßnahme: Unterstützung und Anleitung zur Ganzkörperpflege einmal am Tag. [K157]

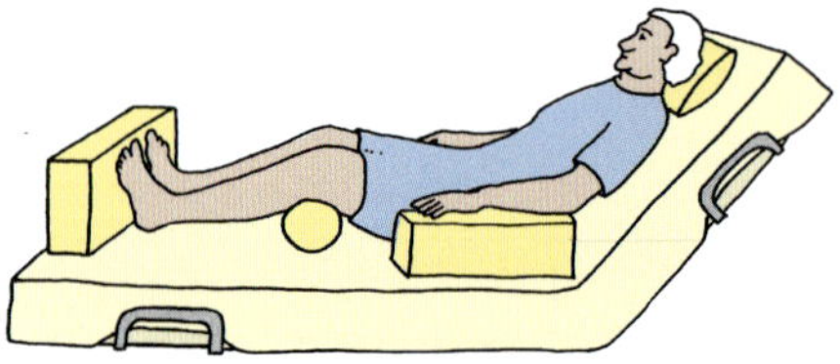

Abb. 2.24 Beispiel für eine geplante Pflegemaßnahme: Oberkörperhochlagerung. [L119]

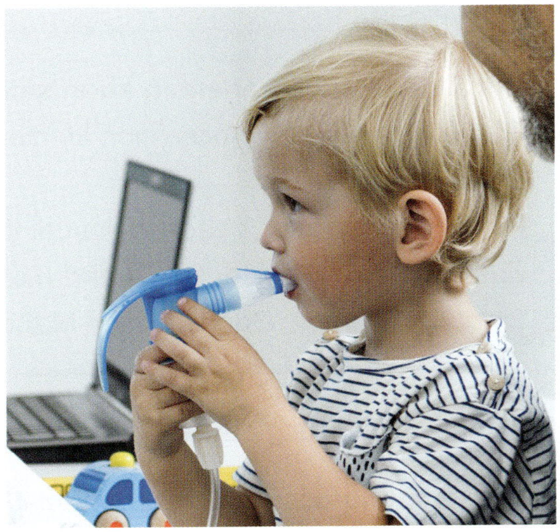

Abb. 2.25 Beispiel für eine Pflegemaßnahme: Das Kind führt Übungen mit einem Gerät zum Atemtraining unter Anleitung durch.
[V067]

2.5 Maßnahmen durchführen

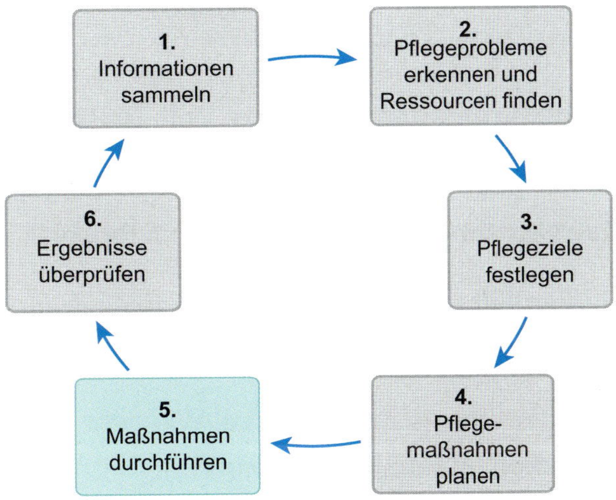

Abb. 2.26 Fünfter Schritt im Pflegeprozess: Maßnahmen durchführen.
[G375, L143]

Pflegefachpersonen führen die geplanten Maßnahmen durch. Zum Beispiel:

- Hautpflege, Körperpflege, Essen anreichen
- Durchführen von *Prophylaxen*
- Beraten zu Hilfsmitteln
- Verabreichen von Medikamenten oder Sauerstoff nach ärztlicher Anordnung
- Wundversorgung nach ärztlicher Anordnung.

Alle Pflegemaßnahmen werden zeitnah nach der Durchführung **dokumentiert.**

Merkhilfe

Der Zustand des Patienten kann sich jederzeit verändern!
Pflegefachpersonen halten sich an die Pflegeplanung bei der Durchführung.
Pflegefachpersonen beachten immer die aktuelle Situation und den Zustand des Patienten. Bei Bedarf müssen Probleme und Ziele **neu** formuliert werden. Dann müssen Maßnahmen neu geplant werden.

Bei der Durchführung der Maßnahmen beachten Pflegefachpersonen:

- **Vorbereitung des Raums:** Zum Beispiel: Ist das Fenster geschlossen? Wird ein Sichtschutz benötigt?
- **Vorbereitung der Materialien.** Zum Beispiel: Sind alle Materialien da? Ist ein Abfallbehälter in der Nähe?
- **Kommunikation mit dem Patienten:** Zum Beispiel: Ist der Patient informiert? Hat der Patient Angst?
- **Vorbereitung des Patienten:** Zum Beispiel: Wie muss der Patient positioniert werden? Muss der Patient nüchtern sein?
- **Beobachtung des Patienten:** Zum Beispiel: Wie reagiert der Patient?
- **Hygienisches Arbeiten.** Zum Beispiel: Wann ist eine Händedesinfektion notwendig? Muss die Arbeitsfläche desinfiziert werden?
- **Nachbereitung.** Zum Beispiel: Wie geht es dem Patienten jetzt? Wie werden die benutzten Materialien entsorgt?

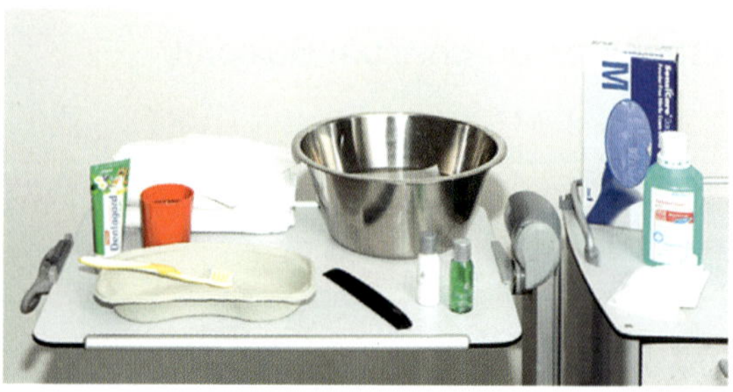

Abb. 2.27 Vorbereitung der Materialien [K115]

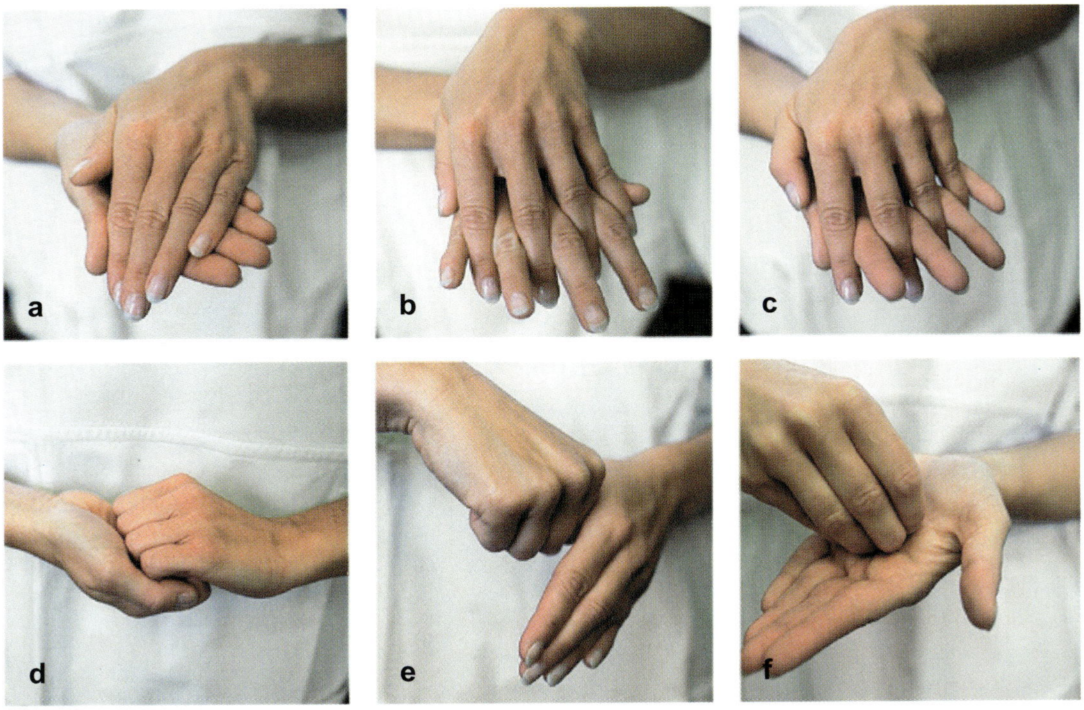

Abb. 2.28 Die 6 Schritte der Händedesinfektion
[K157]

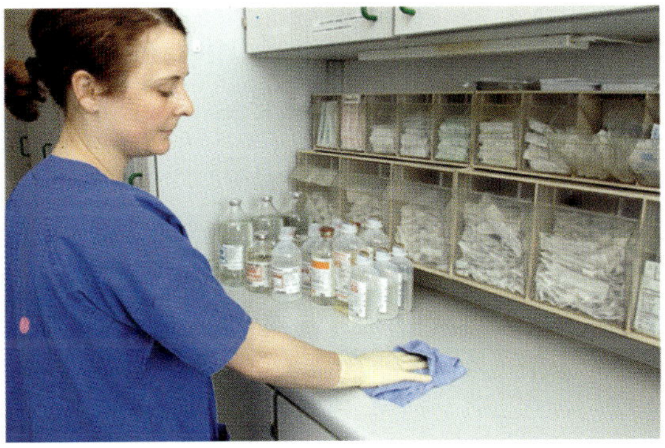

Abb. 2.29 Die Pflegefachfrau desinfiziert die Arbeitsfläche. Danach bereitet sie die Infusion vor.
[K115]

2.6 Ergebnisse überprüfen

Der letzte Schritt im Pflegeprozess ist die Überprüfung (Evaluation) der Pflegeergebnisse. Die Überprüfung erfolgt im täglichen Prozess. Die Überprüfung kann auch erfolgen in:

- der täglichen Übergabe
- einer Fallbesprechung
- einer **Pflegevisite**

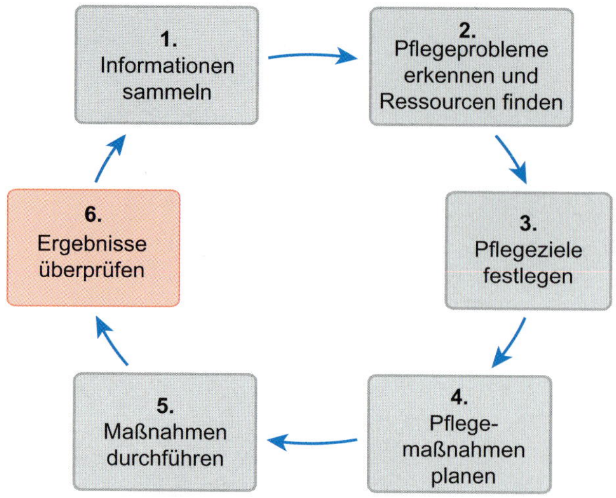

Abb. 2.30 Sechster Schritt im Pflegeprozess: Ergebnisse überprüfen. [G375, L143]

Begriffserklärung

Evaluation: Überprüfung der Ergebnisse. Wurden die Ziele erreicht?

Begriffserklärung

Fallbesprechung und Pflegevisite

Fallbesprechungen: Das gesamte behandelnde Team betrachtet die Situation des Patienten gemeinsam. Also alle Ärzte, Therapeuten, Pflegefachpersonen sprechen über einen Patienten.

Pflegevisite: Ein Treffen der Pflegefachpersonen und anderen Personen des Pflegeteams. Der Pflegezustand des Patienten wird überprüft. Der Pflegeplan wird bewertet. Bei Bedarf wird der Pflegeplan angepasst.

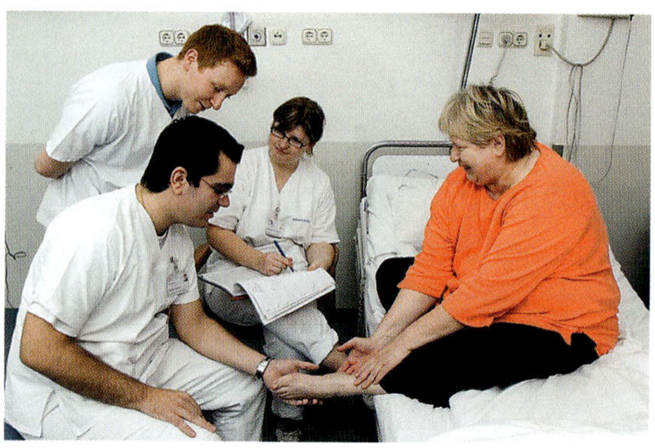

Abb. 2.31 Evaluation: Bei der Pflegevisite können Maßnahmen überprüft werden. [K115]

Pflegefachpersonen überprüfen Folgendes:

- Zeigen die geplanten Pflegemaßnahmen Erfolg?
- Wird ein festgelegtes Ziel erreicht?
  - Wenn das Pflegeziel nicht erreicht wurde: Warum? Wurden die geplanten Maßnahmen nicht durchgeführt, unregelmäßig durchgeführt oder falsch durchgeführt? Wurden falsche Maßnahmen geplant?
  - Wurden Pflegeziele zu hoch geplant?
  - Wurden alle Ressourcen berücksichtigt?
  - Wurden die richtigen Pflegeprobleme erfasst?

Pflegefachpersonen prüfen die Ergebnisse des Pflegeprozesses. Das bedeutet: Pflegefachpersonen nutzen die Evaluation, um die Pflegeplanung anzupassen und zu erneuern.

Mit welchen Fragen überprüft die Pflegefachperson die Pflegeziele von Herrn Maier?
Beispiele:

- Atmet Herr Maier regelmäßig?
- Hat Herr Maier Schmerzen beim Atmen?
- Wie ist die Hautfarbe von Herrn Maier?
- Wie sind die Vitalzeichen von Herrn Maier?
- Wie ist die Sauerstoffsättigung von Herrn Maier?
- Wie viel Flüssigkeit nimmt Herr Maier zu sich?
- Kommt Herr Maier mit der Sauerstoffgabe zurecht?
- Sind die Haut und die Schleimhaut von Herrn Maier intakt?

3 Wozu braucht man eine Pflegeplanung?

Die **Pflegeplanung** ist ein wichtiger Teil des Pflegeprozesses.
Die Pflegeplanung dokumentiert die einzelnen Schritte des Pflegeprozesses.
Die Pflegeplanung wird für jeden Patienten individuell formuliert.
Die Pflegeplanung wird auf der Grundlage einer umfassenden Beobachtung des Patienten erstellt.

Pflegeplanung

Die Pflegeplanung muss immer **schriftlich** dokumentiert werden. Das hat rechtliche Gründe. Es besteht Dokumentationspflicht.

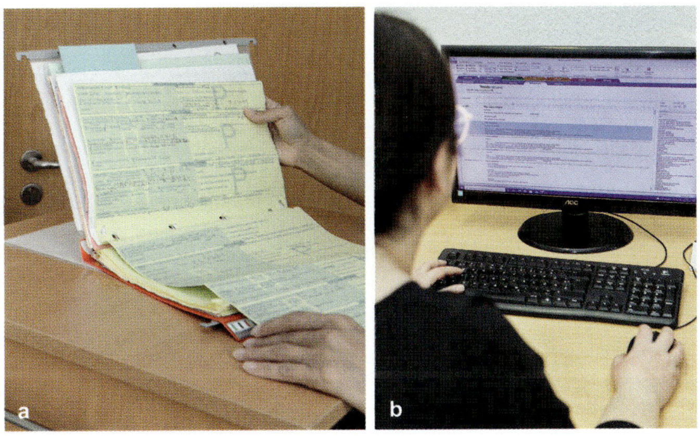

Abb. 3.1 Die Dokumentation kann entweder handschriftlich gemacht werden oder am Computer. [K157]

Zudem findet im Alltag die Übergabe oft mündlich statt. Bei einer dokumentierten Pflegeplanung können Pflegefachpersonen alle wichtigen Informationen lesen.
Mehr Informationen zur Dokumentation: Siehe Kapitel 6 ab Seite 63.

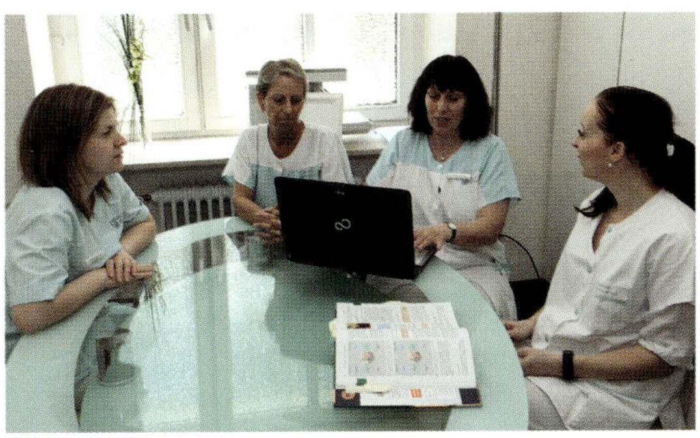

Abb. 3.2 Die Übergabe findet im Krankenhaus entweder im Stationszimmer oder am Patientenbett statt. [K313]

Bausteine einer Pflegeplanung

Eine Pflegeplanung enthält folgende Bausteine:

- **Pflegeproblem:** Was ist das Problem? Welche **Ressourcen** hat der Patient?
- **Pflegeziele:** Was soll erreicht werden?
- **Pflegemaßnahmen:** Welche Maßnahme wird durchgeführt? Wann und wie oft? Womit wird diese Maßnahme durchgeführt?

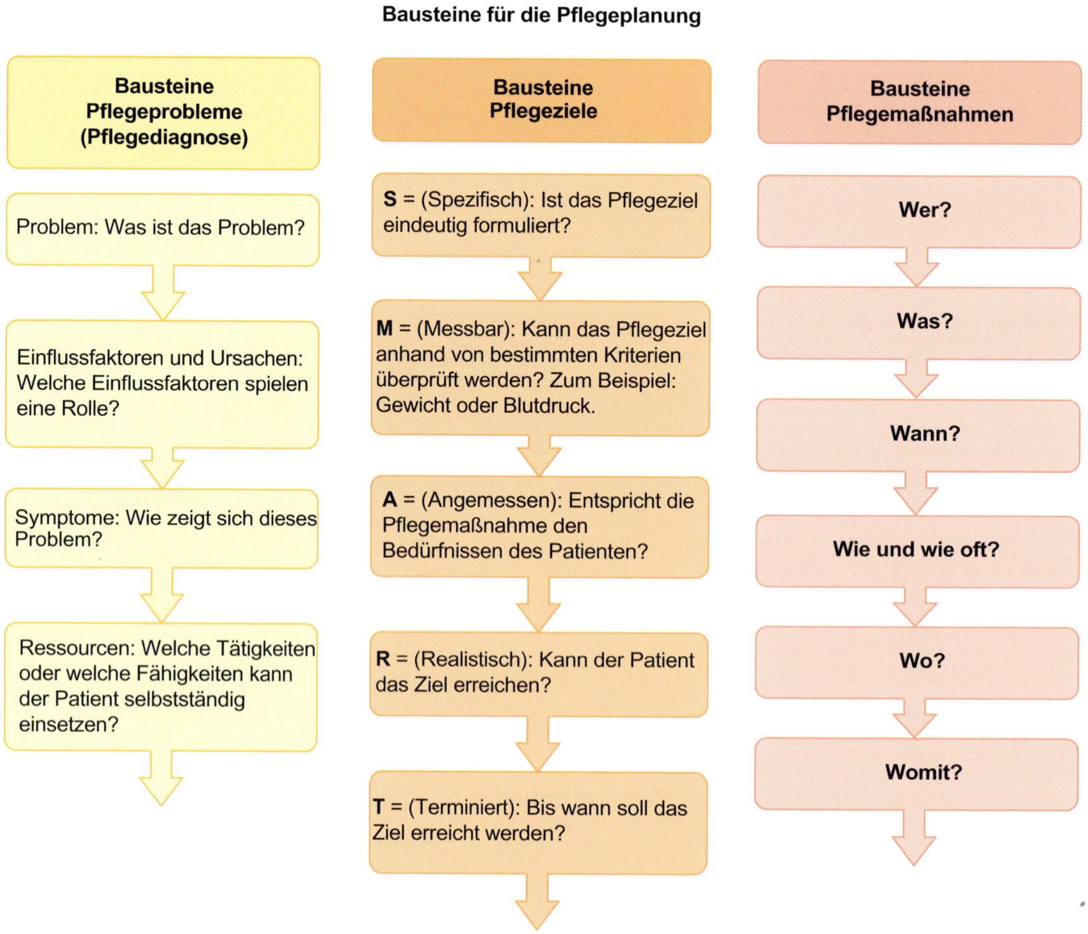

Abb. 3.3 Bausteine für die Pflegeplanung [L143]

Fallbeispiel

Herr Maier

Herr Maier ist 83 Jahre alt. Er lebt mit seiner Tochter auf einem Bauernhof. Herrn Maiers Frau ist vor vielen Jahren verstorben. Bisher hat er sich selbst versorgt. Herr Maier hat sogar noch auf dem Hof mitgeholfen.
Heute Morgen ist er mit starkem Husten und Fieber aufgewacht. Als er Atemnot bekam, hat die Tochter den Krankenwagen gerufen. Im Krankenhaus wird eine akute Bronchitis festgestellt. Herr Maier wird auf Station 4B verlegt. Pflegefachfrau Laura Lenz übernimmt das Anamnesegespräch.
Herr Maier gibt an, starke Schmerzen zu haben. Beim Gespräch hört Laura Lenz rasselnde Atemgeräusche. Herr Maier äußert den Wunsch, wieder nach Hause zu wollen. Er kann nachts generell schlecht schlafen. Im Krankenhaus wird das nicht besser sein. Außerdem müssen auf dem Hof Arbeiten erledigt werden.
Laura Lenz bietet Herrn Maier etwas zu trinken an. Das lehnt er dankend ab. Er gibt zu: Mit dem Gang zur Toilette klappt es nicht mehr so gut. Er schafft es oft nicht rechtzeitig. Außerdem schmerzt sein rechtes Bein seit einigen Wochen. Er kann nicht mehr so schnell gehen.
Die Tochter berichtet, dass Herr Maier gerne mal eine Zigarre raucht.

Aus dem Fallbeispiel lassen sich **Pflegeprobleme** ableiten. Die folgende Tabelle zeigt ein Beispiel.

Pflegeplanung für Herrn Maier			
Ursache: Bronchitis Symptome: Dyspnoe, Fieber, Schmerzen			
Pflegeproblem	**Ressourcen**	**Pflegeziele**	**Pflegemaßnahmen**
Herr Maier hat Atemnot.	Herr Maier versteht die Informationen über die Lippenbremse.	Herr Maier atmet physiologisch und ohne Beschwerden.	• Atmung beobachten: – Atemintensität – Atemfrequenz – Atemgeräusche – Schmerzen – Sauerstoffsättigung • Atemtechniken einüben • Oberkörper erhöht positionieren • für frische Luft sorgen • auf lockere Kleidung achten • Medikamente verabreichen und Inhalieren nach ärztlicher Anordnung • Anleitung zur Atemgymnastik
Herr Maier ist stark verschleimt.		Physiologisches Bronchialsekret Herr Maier trinkt täglich 1 bis 2 Liter.	• Maßnahmen zum Lösen des Sekrets: – Zum Beispiel: Brustwickel, warmer Tee • Maßnahmen, damit das Sekret flüssiger wird: – viel zu trinken anbieten – gegebenenfalls *Dosieraerosol* oder Inhalation nach ärztlicher Anordnung • zum Trinken auffordern • Getränke anbieten • Trinkprotokoll führen
Herr Maier kann das Sekret nicht abhusten.		Herr Maier hustet selbstständig ab.	• Hustentechniken erklären und zum Abhusten anleiten
Herr Maier hat Angst.		Herr Maier fühlt sich sicher und entspannt.	• Stress vermeiden • Herrn Maier beruhigen
Herr Maier hat Fieber.		Herr Maier hat eine physiologische Körpertemperatur.	• Beobachtung der Körpertemperatur und der Haut • fiebersenkende Maßnahmen • Medikamente zur Fiebersenkung nach ärztlicher Anordnung • gegebenenfalls Flüssigkeitsverlust ausgleichen

Pflegeplanung für Herrn Maier			
Potenzielles Pflegeproblem: Pneumonierisiko			
Ursachen	**Ressourcen**	**Pflegeziele**	**Pflegemaßnahmen**
• akute Bronchitis • Rauchen • Immobilität • flache Atmung • schlechte Durchblutung durch Minderbelüftung	Herr Maier versteht, dass er eine Pneumonie bekommen könnte.	Herr Maier atmet physiologisch. Die Lunge von Herrn Maier ist ausreichend belüftet. Herr Maier atmet schmerzfrei. Herr Maier führt Atemübungen aus.	• Kontrolle der Atmung • Kontrolle der Körpertemperatur • Kontrolle des Allgemeinzustandes von Herrn Maier • atemerleichternde Lagerung • Herrn Maier zu Atemübungen anleiten • Atemgymnastik durchführen • Mobilisation • Gehtraining • zum Trinken motivieren, ein Trinkprotokoll führen • Medikamentengabe nach Anordnung

3

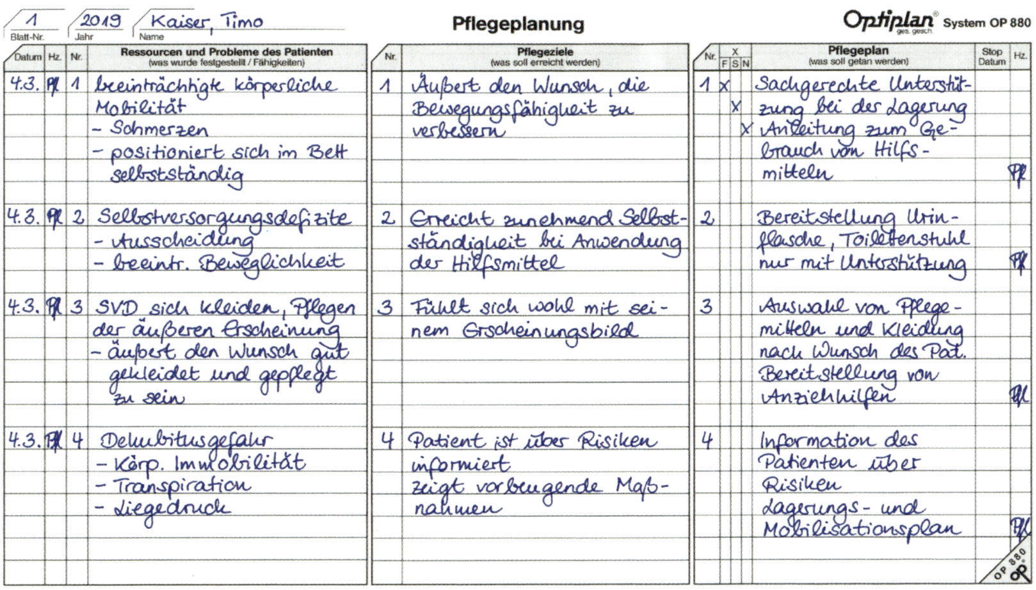

1 Blatt-Nr. 2019 Jahr Kaiser, Timo Name

Pflegeplanung

Optiplan® ges. gesch. System OP 880

Datum	Hz.	Nr.	Ressourcen und Probleme des Patienten (was wurde festgestellt / Fähigkeiten)	Nr.	Pflegeziele (was soll erreicht werden)	Nr.	X F	X S	X N	Pflegeplan (was soll getan werden)	Stop Datum	Hz.
4.3.	[illegible]	1	beeinträchtigte körperliche Mobilität – Schmerzen – positioniert sich im Bett selbstständig	1	Äußert den Wunsch, die Bewegungsfähigkeit zu verbessern	1	x	x	x	Sachgerechte Unterstützung bei der Lagerung Anleitung zum Gebrauch von Hilfsmitteln		[illegible]
4.3.	[illegible]	2	Selbstversorgungsdefizite – Ausscheidung – beeintr. Beweglichkeit	2	Erreicht zunehmend Selbstständigkeit bei Anwendung der Hilfsmittel	2				Bereitstellung Urinflasche, Toilettenstuhl nur mit Unterstützung		[illegible]
4.3.	[illegible]	3	SVD sich kleiden, Pflegen der äußeren Erscheinung – äußert den Wunsch gut gekleidet und gepflegt zu sein	3	Fühlt sich wohl mit seinem Erscheinungsbild	3				Auswahl von Pflegemitteln und Kleidung nach Wunsch des Pat. Bereitstellung von Anziehhilfen		[illegible]
4.3.	[illegible]	4	Dekubitusgefahr – Körp. Immobilität – Transpiration – Liegedruck	4	Patient ist über Risiken informiert zeigt vorbeugende Maßnahmen	4				Information des Patienten über Risiken Lagerungs- und Mobilisationsplan		[illegible]

OP 880

Abb. 3.4 Beispiel für ein Formular zur Pflegeplanung [V161]

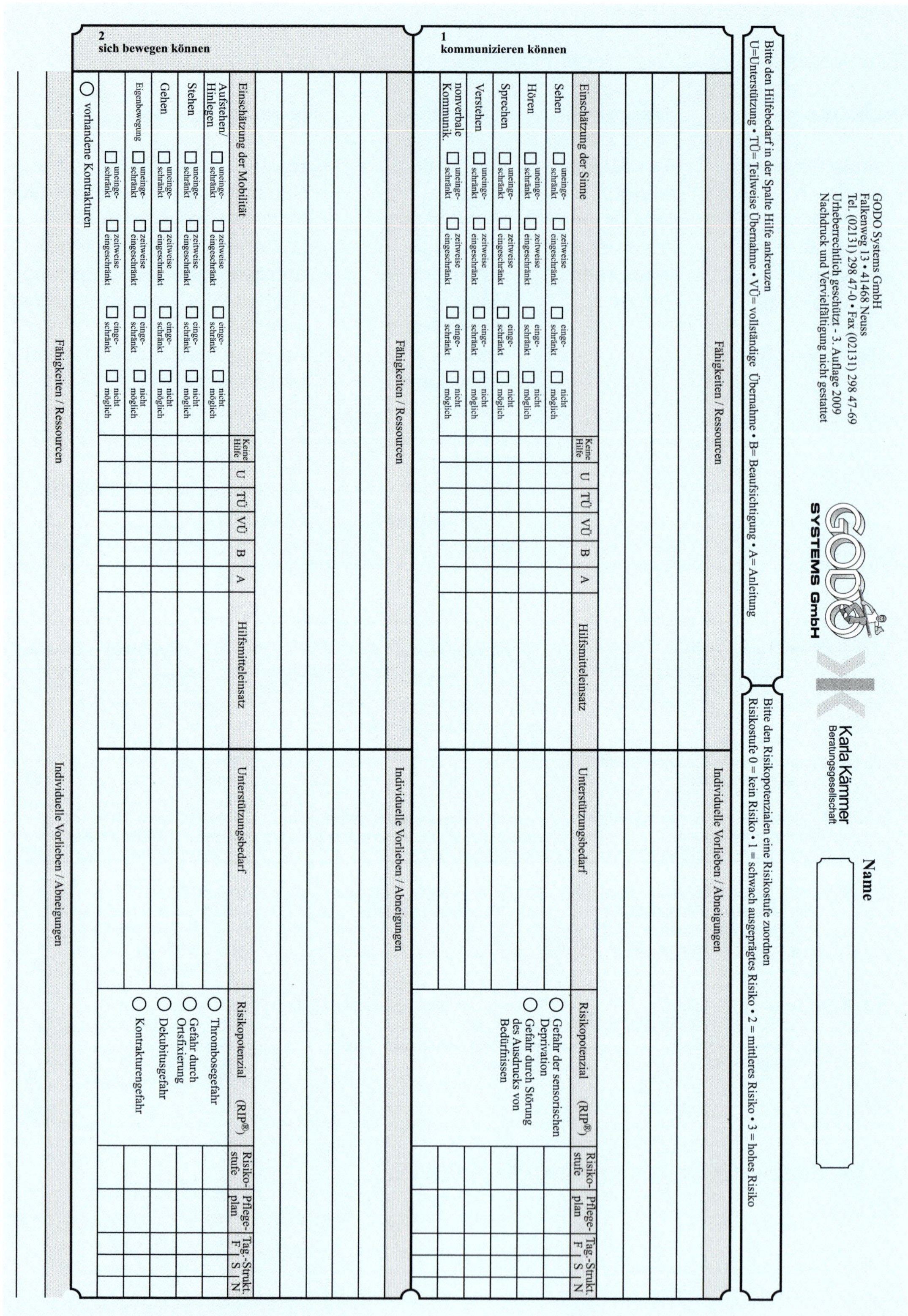

Abb. 3.5 Dokument zur Pflegeplanung
[V430]

4 Wie ist die Zusammenarbeit im Pflegeprozess?

Für den Pflegeprozess ist es wichtig, dass alle Informationen weitergegeben werden. Nur dann kann der Patient gut versorgt werden.

Begriffserklärung

Informationsfluss: die Weitergabe von Informationen, Mitteilungen und Nachrichten.

Es gibt verschiedene **Instrumente** zur Förderung des Informationsflusses. Zum Beispiel:

- Dienstübergabe
- Schichtübergaben
- Pflegevisiten
- *ärztliche Visite*
- Fallbesprechungen
- Teamsitzungen

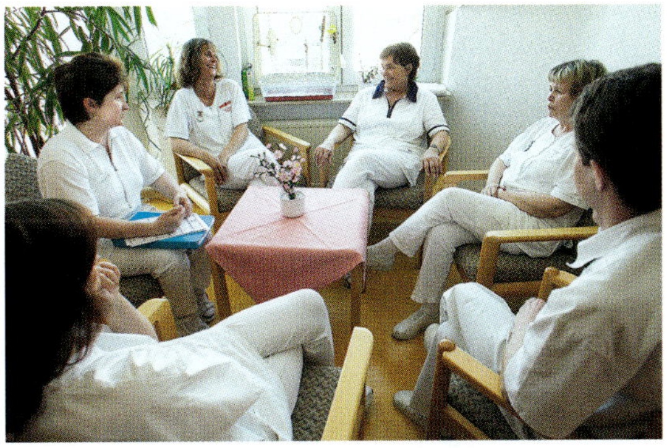

Abb. 4.1 Der Austausch im Team fördert den Informationsfluss.
[K157]

Begriffserklärung

Team: Gruppe von Personen. Die Personen arbeiten eine bestimmte Zeit partnerschaftlich zusammen. Das Team verfolgt gemeinsame Ziele.

Pflegefachpersonen arbeiten mit anderen Menschen in Teams zusammen. Es gibt verschiedene Formen von Teamarbeit:

- **Intradisziplinäre** Teamarbeit: innerhalb einer Berufsgruppe oder einer Station. Zum Beispiel: alle Pflegefachpersonen einer Station.
- **Interdisziplinäre** Teamarbeit: zwischen verschiedenen Fachrichtungen oder Berufsgruppen. Zum Beispiel: alle Pflegefachpersonen, Pflegehelfer, Ärztinnen, Physiotherapeutinnen auf einer Station.
- **Sektorenübergreifende** Teamarbeit: über Versorgungsbereiche hinaus. Zum Beispiel beim Entlassungsmanagement.

Klare Strukturen und Absprachen sind wichtig, damit ein Team gut funktioniert. Die **interdisziplinäre Teamarbeit** ist in Gesundheitseinrichtungen und Pflegeeinrichtungen sehr wichtig. Verschiedene Berufsgruppen haben unterschiedliche Meinungen. Zum Beispiel betrachten Ärzte eine Patientensituation aus einem anderen Blickwinkel als Pflegefachpersonen. Daher ist eine gute Kommunikation untereinander sehr wichtig.

Begriffserklärung

Ärztliche Visite: In der Klinik findet in der Regel täglich eine ärztliche Visite statt. Dabei gehen die Ärzte zum Patienten an das Krankenbett. Die Ärzte beurteilen den Zustand des Patienten aus medizinischer Sicht.
Auch in der häuslichen Versorgung und in einer Pflegeeinrichtung finden ärztliche Visiten statt.
Pflegefachpersonen nehmen meistens an der ärztlichen Visite teil.
Dabei berichten Pflegefachpersonen über die pflegerische Situation des Patienten.

Pflegevisite und ärztliche Visite haben viele Vorteile:

- Das selbstständige Handeln aller beteiligten Personen wird gefördert.
- Die Zusammenarbeit zwischen den Berufsgruppen wird verbessert.
- Die Weitergabe von Informationen wird gesichert.
- Behandlungsziele und Pflegeziele für den Patienten werden verbessert.
- Die Zufriedenheit aller beteiligten Personen wird gesteigert.

Eine gute Visite gelingt unter folgenden Voraussetzungen:

- Alle Berufsgruppen legen gemeinsame Ziele fest.
- Alle Berufsgruppen sprechen gleichberechtigt miteinander.
- Alle Berufsgruppen vereinbaren bestimmte Rahmenbedingungen. Zum Beispiel: Es wird ein Zeitpunkt festgelegt. Die Visite beginnt erst, wenn alle da sind.
- Alle Berufsgruppen respektieren die Arbeit untereinander.

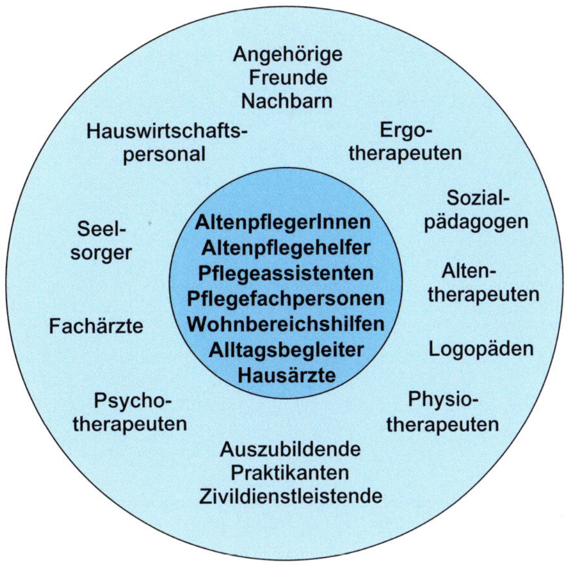

Abb. 4.2 In einer Pflegeeinrichtung arbeiten verschiedene Berufsgruppen und Laien zusammen. [R508]

Begriffserklärung

Alltagsbegleiter oder Betreuungsassistent: übernimmt die soziale Betreuung von Menschen, die Hilfe brauchen. Zum Beispiel: Aktivierung bei Menschen mit Störungen aufgrund von Demenz, Hilfe im Alltag.

Altentherapeut: berät und unterstützt alte Menschen und Angehörige zu Fragen der Altenpflege. Zum Beispiel: Pflegeversicherung, Aktivitäten, soziale Betreuung.

Ergotherapeut: hilft Menschen mit Einschränkungen das Leben eigenständig zu gestalten. Die Behandlung ist in Einzeltherapie und auch in Gruppentherapie möglich. Zum Beispiel: Übungen zur Konzentration oder Nutzung von Hilfsmitteln.

Psychotherapeut: behandelt Menschen mit starken seelischen und psychischen Störungen.

5 Wie wird der Pflegeprozess in unterschiedlichen Einrichtungen umgesetzt?

Der Pflegeprozess wird in den verschiedenen Einrichtungen unterschiedlich umgesetzt.

5.1 Pflegeprozess in der stationären Akutpflege

Begriffserklärung

Stationäre Akutpflege: Medizinische und pflegerische Versorgung in einem Krankenhaus. Eine sofortige Behandlung ist erforderlich. Zum Beispiel: Diagnostik, Operation, Intensivpflege.
Die *kurative,* also heilende, Behandlung einer Krankheit steht meistens im Mittelpunkt.

Im Krankenhaus wiederholen sich viele Behandlungsabläufe. Deshalb wurden für bestimmte Patientensituationen Behandlungspfade eingeführt. Diese Behandlungspfade heißen auch: **Clinical Pathways.**

Begriffserklärung

Clinical pathway: Ein Behandlungspfad legt die Schritte fest, die bei einer bestimmten Erkrankung durchgeführt werden sollen. Es geht um den gesamten Prozess der Patientenversorgung: Diagnose, Behandlung und Nachsorge.
Ein **Standardpflegeplan** beschreibt pflegerische Maßnahmen, die in einer bestimmten Pflegesituation angewendet werden sollen. Zum Beispiel: Standardpflegeplan zur Pneumonieprophylaxe. Oft wird auch verkürzt von „Pflegestandards" gesprochen.

Standardpflegepläne sind schriftlich festgehalten. In vielen Krankenhäusern sind alltägliche Pflegeprozesse auf Formularen abgedruckt. Pflegefachpersonen können diese Formulare nutzen. Dabei prüfen Pflegefachpersonen, ob die vorgegebenen Inhalte beim jeweiligen Patienten zutreffen.
Bei Abweichungen vom Standardpflegeplan sind Anpassungen notwendig.

Viele Krankenhäuser stellen ihre Dokumentation teilweise oder ganz auf *EDV-gestützte Systeme* um. Also auf eine Dokumentation am Computer. Meistens ist die Pflegeplanung in dem Computerprogramm enthalten. Dann sind Pflegeprobleme, Pflegeziele und Maßnahmen vorformuliert. Pflegefachperson können diese durch Anklicken auswählen.

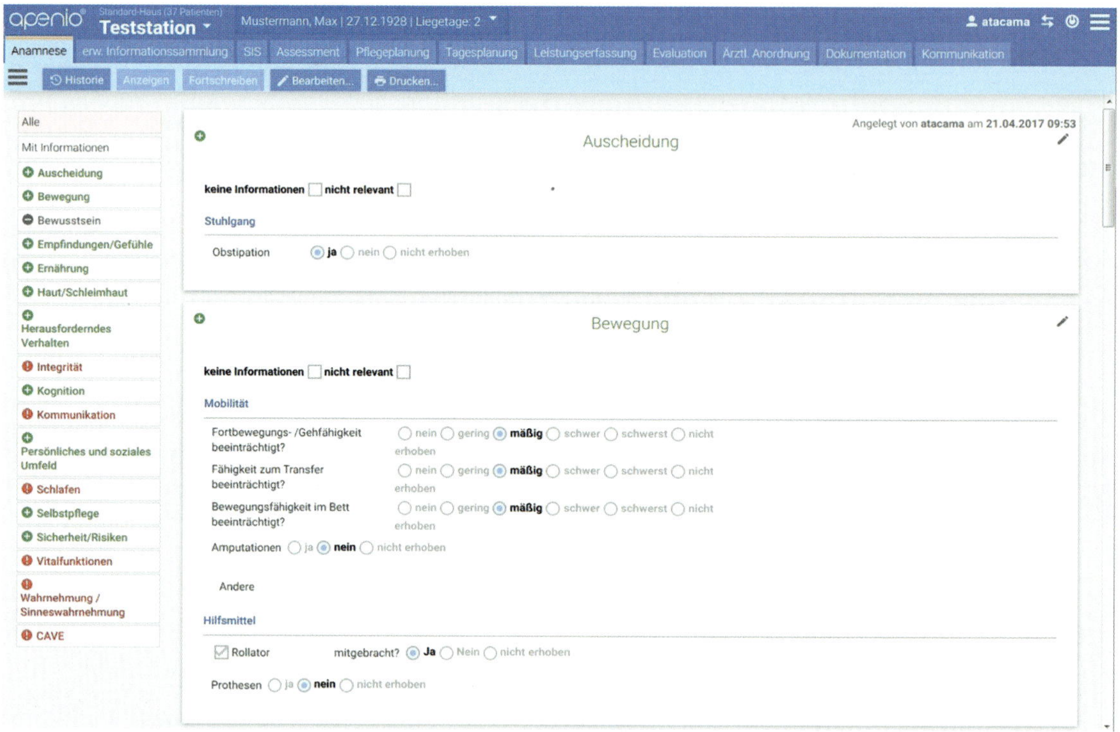

Abb. 5.1 Beispiel für die Dokumentation am Computer [V547]

Praxistipp

Vorformulierte Standardpflegepläne erleichtern die Pflegeplanung. Und sie erleichtern die Schreibarbeit. Standardpflegepläne ersetzen aber nicht das fachliche Können. Und sie ersetzen nicht die individuelle Beurteilung der Situation des Patienten.
Pflegefachpersonen nutzen Standardpflegepläne nur zur Unterstützung.

Fallbeispiel

Frau Devi

Sunita Devi ist 30 Jahre alt. Sie hatte vor drei Tagen einen Autounfall. Dabei erlitt sie folgende Verletzungen: mehrere Frakturen an Armen und Beinen, Prellungen und eine schwere Gehirnerschütterung.

Heute wird Frau Devi von der Intensivstation auf die Unfallstation verlegt. Frau Devi hat starke Schmerzen. Der Pflegefachmann Yücel Yavuz begrüßt Frau Devi auf Station. Er erhebt den pflegerischen Bedarf.

Informationen sammeln (Beispiel)

Der Pflegefachmann Yücel Yavuz trägt alle wichtigen Informationen zusammen:

- Wie wirken sich der Autounfall und die Folgen auf die Fähigkeiten von Sunita Devi aus? Kann Frau Devi sich selbst versorgen?
- Welche Ressourcen bringt Frau Devi mit?

Pflegefachmann Yücel Yavuz

- hat Fachwissen zu den Folgen einer Gehirnerschütterung und Frakturen. Und er hat pflegerische Erfahrungen.
- sichtet schriftliche Unterlagen. Zum Beispiel: die Unterlagen der Intensivstation.
- führt gezielt Beobachtungen durch.
- führt ein Gespräch mit Frau Devi.
- macht sich ein Gesamtbild von der aktuellen Situation.

Pflegeprobleme und Ressourcen erkennen (Beispiel)

Pflegefachmann Yücel Yavuz hat Informationen gesammelt. Diese Informationen bilden die Grundlage für das Erkennen von Pflegeproblemen und Ressourcen:

- **Pflegeproblem:** Frau Devi hat starke Schmerzen aufgrund der Verletzungen. Dabei handelt es sich um ein aktuelles, individuelles Problem.
- **Potenzielles Problem:** Dekubitusgefahr, denn Frau Devi muss als Folge der Frakturen und Prellungen Bettruhe halten. Und sie ist stark in ihren Bewegungen eingeschränkt.

Potenziell heißt: eine Gefährdung, die eintreten kann, wenn keine wirksamen zielgerechten Maßnahmen eingeleitet werden.

- **Ressource:** Frau Devi kann sich etwas im Bett bewegen. Kleine Positionsveränderungen kann sie allein durchführen. Sie akzeptiert die 30°-Lagerung.
- **Ressource:** Frau Devi kann die Schmerzstärke genau angeben. Sie kann die Wirkung der *Analgetika* beschreiben. Sie weiß, dass sie bei starken Schmerzen ein Bedarfs-*Analgetikum* bekommen kann.

Pflegeziele festlegen (Beispiel)

Pflegefachmann Yücel Yavuz legt gemeinsam mit der Frau Devi die **Pflegeziele** fest:

- Frau Devi hat eine intakte, gut durchblutete Haut. Auch an den Stellen, die für einen Dekubitus gefährdet sind.
- Frau Devi ist schmerzfrei.

Pflegemaßnahmen planen (Beispiel)

Der Pflegefachmann plant die Maßnahmen. Dabei bezieht er die Ressourcen von Frau Devi ein:

- Bewegungsplan erstellen: Positionierungen und Mikrolagerungen mit genauen Zeitangaben festlegen.
- Beobachtung der Haut auf Anzeichen einer Minderdurchblutung.
- Gabe von Schmerzmitteln nach ärztlicher Anordnung.
- Einschätzung der Schmerzsituation gemeinsam mit Frau Devi, 1-mal pro Schicht.
- Anwendungen von Kälte im Bereich der Frakturen und Prellungen. Zum Beispiel Eisbeutel.

Die Maßnahmen werden von Yücel Yavuz und seinen Kolleginnen durchgeführt. Bei jeder Umpositionierung beobachten sie die dekubitusgefährdeten Stellen. Die Pflegefachpersonen überprüfen regelmäßig, ob die Ziele erreicht werden.

Ergebnisse überprüfen (Beispiel)

Nach einigen Tagen **evaluiert** Yücel Yavuz die Pflegeplanung. Der Pflegefachmann stellt fest:

- Dier Haut von Frau Devi ist überall intakt. Die Maßnahmen zur *Dekubitusprophylaxe* waren erfolgreich.
- Der Heilungsprozess ist gut vorangeschritten. Die Bewegungen dürfen langsam gesteigert werden.
- Frau Devi hat nur wenig Schmerzen. Frau Devi kommt gut mit dem Schmerzmanagement zurecht.

Fallbeispiel

Frau Devi

Pflegefachfrau Alina Loy versorgt Frau Devi mehrere Tage. Nach ein paar Tagen bemerkt Pflegefachfrau Alina Loy bei Frau Devi eine veränderte Stimmungslage. Frau Devi spricht kaum, ist sehr still und wirkt bedrückt. Pflegefachfrau Alina Loy spricht Frau Devi darauf an. Frau Devi äußert ihre Ängste: Die Narben könnten nicht schön aussehen.
Die Pflegefachfrau Alina Loy informiert Yücel Yavuz als Bezugspflegekraft. Gemeinsam besprechen sie mit Frau Devi das Problem. Sie sprechen über mögliche Ziele und Maßnahmen. Bezugspflegekraft Yücel Yavuz passt die Pflegeplanung an.

- Formulieren Sie das neue Pflegeproblem.
- Ermitteln Sie, welche Ressourcen Frau Devi helfen könnten.
- Legen Sie ein Pflegeziel für das neue Pflegeproblem fest.
- Planen Sie die notwendigen Maßnahmen.

Ursache: Verändertes Körperbild
Symptome: depressive Verstimmung, Angst

Pflegeproblem	Ressourcen	Pflegeziele	Pflegemaßnahmen
Frau Devi hat Angst, dass Narben zurückbleiben.	Frau Devi kann Ängste und Sorgen ansprechen.	Frau Devi kennt Strategien, um mit der Angst umzugehen. Frau Devi ist angstfrei.	Die Pflegefachperson gibt Frau Devi Zeit, ihre Ängste zu sagen.

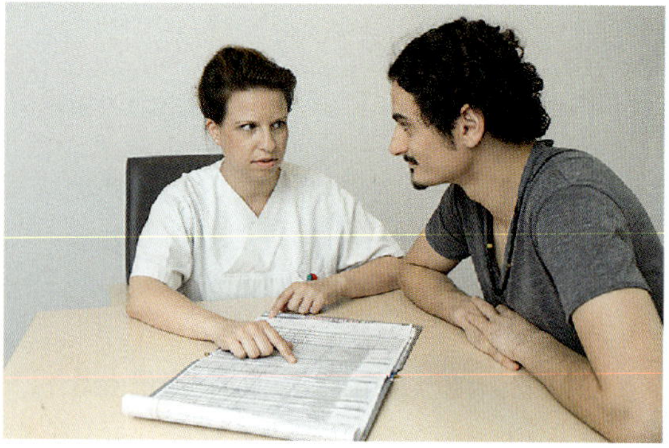

Abb. 5.2 Die Pflegefachfrau bespricht die Pflegeplanung mit dem Patienten. [K115]

5.2 Pflegeprozess in der Langzeitpflege

Begriffserklärung

Langzeitpflege
Pflegerische Versorgung über einen längeren Zeitraum. In einer Pflegeeinrichtung oder im häuslichen Bereich. Die Betreuung beinhaltet:

- Unterstützung bei den alltäglichen Aktivitäten des täglichen Lebens. Zum Beispiel: Körperpflege oder Toilettengang.
- Medizinische Betreuung. Zum Beispiel: Medikamentengabe oder Wundversorgung nach ärztlicher Anordnung.
- Unterstützung in der Hauswirtschaft. Zum Beispiel: Einkaufen oder Wäschewaschen.
- Betreuung und Begleitung. Zum Beispiel: Gymnastik oder Spielnachmittage.

Ambulante Langzeitpflege: Pflegerische Betreuung im Zuhause des Patienten. Meist durch einen Pflegedienst.
Stationäre Langzeitpflege: Pflegerische Betreuung in einer Pflegeeinrichtung.
Kurzzeitpflege: Pflegerische Betreuung in einer Pflegeeinrichtung nur für einen kurzen Zeitraum.
Ziel ist eine umfassende pflegerische Betreuung eines Menschen, der dies nicht mehr selbstständig leisten kann.
Ursache: chronische Erkrankung, Behinderung oder Lebensalter eines Menschen.

Die Aufenthaltsdauer ist im Unterschied zum Akutkrankenhaus länger oder für immer. Es geht nicht um eine Heilung des Patienten. Sondern es geht um eine umfassende pflegerische Betreuung. Der Pflegeprozess geht über einen längeren Zeitraum. Die Pflegeplanung wird für eine längere Zeit angelegt.

Bei der **Anamnese** steht die Lebensgeschichte des Menschen im Mittelpunkt. Es ist wichtig, vieles über den Menschen und seine Vergangenheit zu erfahren. Zum Beispiel durch *Biografiearbeit.* Damit können Pflegefachpersonen die Betreuung auf die individuelle Situation des Patienten oder Bewohners anpassen.

Vorgaben zu Pflegeplanung

Für stationäre und ambulante Pflegeeinrichtungen der Langzeitpflege gibt es Vorgaben. Das sind:

- Vorgaben des Medizinischen Dienstes (MD)
- Vorgaben der Heimaufsichtsbehörden
- Strukturmodell zur Entbürokratisierung der Pflegedokumentation

Begriffserklärung

Medizinischer Dienst (Abkürzung MD)
Alter Name: **M**edizinischer **D**ienst der **K**rankenkassen (MDK). Seit 2020 wird der Name **M**edizinischer **D**ienst (MD) verwendet.
Medizinischer Dienst (MD): unabhängige Organisation im deutschen Gesundheitssystem.
Aufgabe: Beratung und Begutachtung in medizinischen und pflegerischen Fragen.
Begutachtungsassessment des Medizinisches Dienstes: Verfahren zur Begutachtung der Pflegebedürftigkeit eines Menschen. Das Ergebnis ermittelt den *Pflegegrad* eines Menschen und die damit verbundenen Leistungen.

Begriffserklärung

Strukturmodell für die Entbürokratisierung der Pflegedokumentation
Modell für eine Pflegedokumentation nach einem festgelegten Standard.
Ziele:

- Pflegedokumentation einfacher machen. Weniger Bürokratie.
- Qualität der Pflege verbessern.

Die **S**trukturierte **I**nformations**s**ammlung (SIS®) ist wichtiger Teil des Strukturmodells.

Die **Strukturierte Informationssammlung** (SIS®) dient dazu, Informationen zu einem Patienten systematisch zu sammeln. Sie dient als *Initialassessement.*
Dafür gib es **6 Bereiche:**

- *kognitive* und kommunikative Fähigkeiten
- Mobilität und Beweglichkeit
- Anforderungen und Belastungen im Zusammenhang mit der Erkrankung
- Selbstversorgung
- Leben in sozialen Beziehungen
- Haushaltsführung (*ambulant*), Wohnen und Häuslichkeit (*stationär*)

Begriffserklärung

Initialassessment: Ersteinschätzung. Bewertung eines Patienten bei Aufnahmen. Es geht um den allgemeinen Zustand des Patienten.
Risikomatrix: Vorlage, um ein Risko für weitere Krankheiten abzuschätzen.

Nach dem Initialassessment werden weitere Risiken erfasst. Zum Beispiel: Dekubitusgefahr, Sturzgefahr und Ernährungssituation. Das Fachwort heißt: **Risikomatrix.**
Die in der SIS® gesammelten Informationen kommen in die Pflegeplanung und sind die Grundlage für die Dokumentation.

Merkhilfe

Die Gliederung der SIS® orientiert sich am **Begutachtungsassessment** des Medizinischen Dienstes im Rahmen der Feststellung der Pflegebedürftigkeit nach § 15 SGB XI.

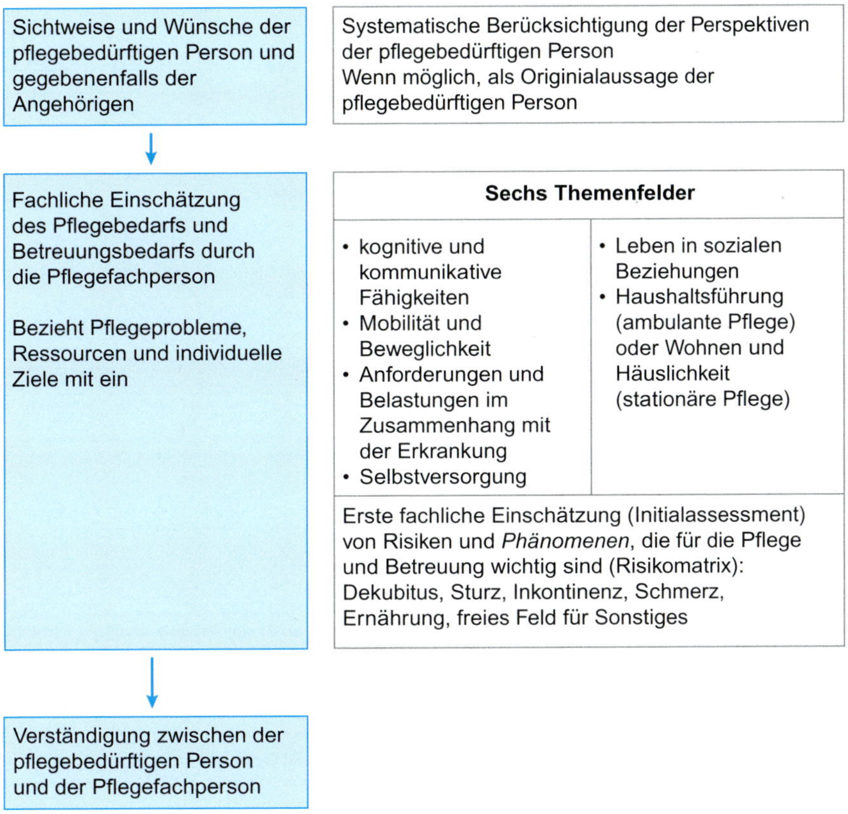

Abb. 5.3 Grundbausteine der Strukturierten Informationssammlung (SIS®) [M632]

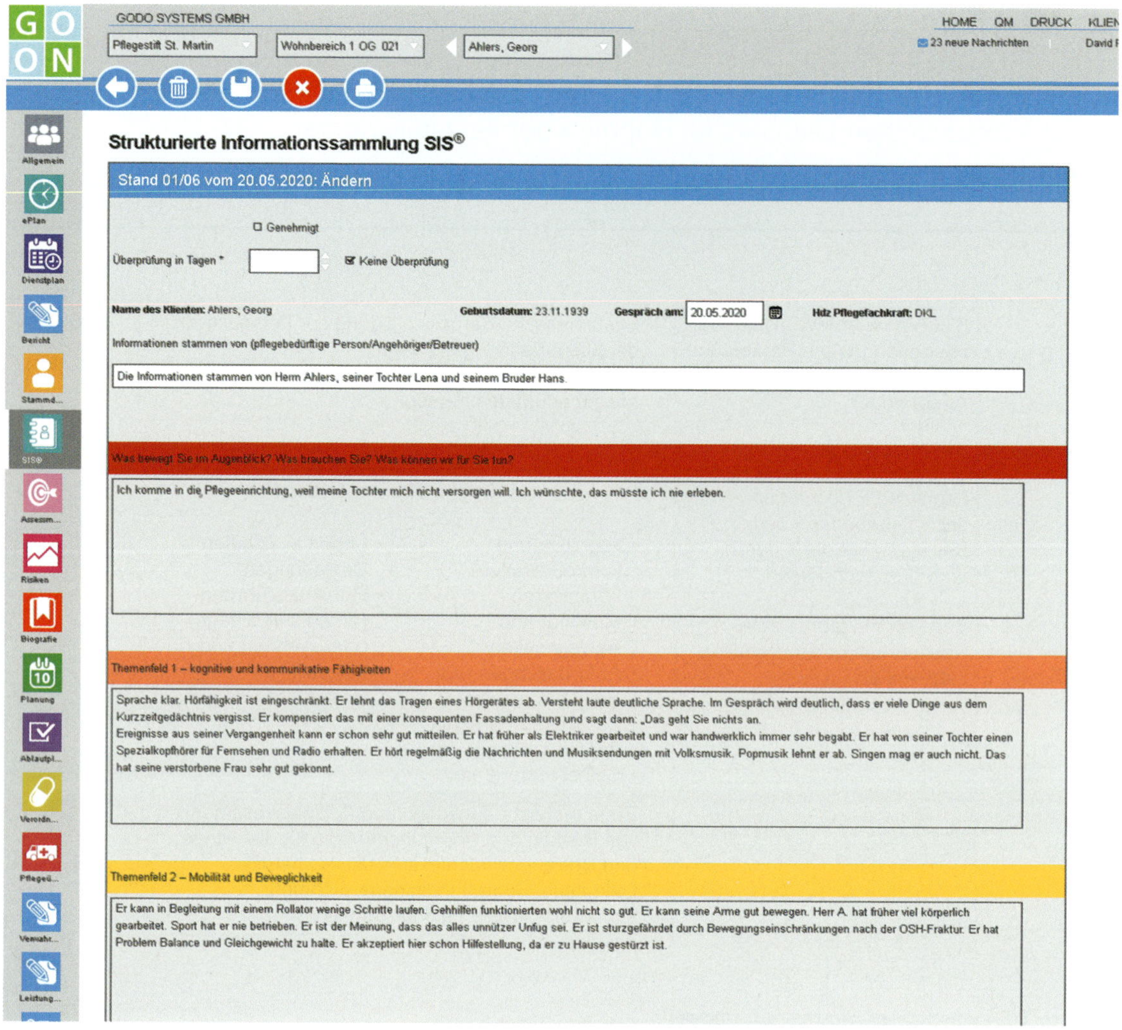

Abb. 5.4 Die SIS® kann auch am Computer bearbeitet werden. [V430]

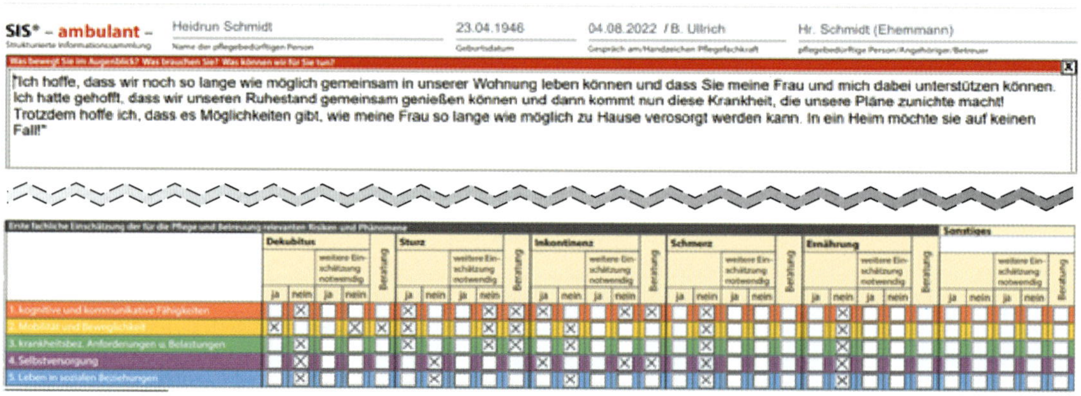

Abb. 5.5 Ausschnitt aus der SIS® [P1312, V738-001]

Fallbeispiel

Herr Kowalczyk

Tomasz Kowalczyk ist 78 Jahre alt. Er leidet unter einer demenziellen Erkrankung Typ Alzheimer. Er weiß nicht, dass er in einer Pflegeeinrichtung ist.

Herr Kowalczyk vergisst zu essen. Bei der Körperpflege braucht Herr Kowalczyk Unterstützung. Mit Anleitung führt Herr Kowalczyk die Tätigkeiten selbstständig durch.

Herr Kowalczyk füttert gern die Vögel im Garten. Er erzählt oft von seinen drei Töchtern. Alle drei Töchter kommen regelmäßig zu Besuch.

Die Pflegefachperson Julia Früh ermittelt die Informationen zu Herrn Kowalczyk mit der Strukturierten Informationssammlung (SIS®):

Themenfeld 1: Kognitive und kommunikative Fähigkeiten

- Herr Kowalczyk ist zur Person orientiert. Das bedeutet: Herr Kowalczyk kennt seinen Namen. Herr Kowalczyk weiß, wer er ist.
- Herr Kowalczyk ist nicht zeitlich, örtlich und situativ orientiert. Das bedeutet: Herr Kowalczyk weiß nicht,
  - welches Datum heute ist (zeitlich).
  - wo er im Moment ist (örtlich).
  - was gerade passiert (situativ).
- Herr Kowalczyk versteht einfache Sätze. Er kann sich meist verständlich machen: Zum Beispiel sagt Herr Kowalczyk, wenn er Schmerzen hat.
- Herr Kowalczyk führt einfache Anweisungen selbstständig durch.
- Herr Kowalczyk erzählt viel von seinen Töchtern und ihrem Leben. Er verwechselt bei diesen Erzählungen oft die Zeit und den Ort.

Themenfeld 2: Mobilität und Beweglichkeit

Herr Kowalczyk ist altersentsprechend beweglich. Er geht gern in den Garten. Dort füttert er die Vögel. Aufgrund einer peripheren arteriellen Verschlusskrankheit (pAVK) bleibt er allerdings immer wieder stehen und macht Pausen.

5

Pflegefachfrau Julia Früh schätzt ein, ob in den beiden Themenfeldern ein Risiko vorhanden ist. Dies erfolgt mit Ja-Nein-Fragen in der **Risikomatrix.**
Wenn Pflegefachfrau Julia Früh ein Risiko feststellt, führt sie eine weitergehende Untersuchung durch. Zum Beispiel mit einem **Assessment.** Ein Risiko kann sein: Herr Kowalczyk vergisst die Nahrungsaufnahme bei gleichzeitig hohem Kalorienverbrauch.
Im Strukturmodell werden **keine Pflegeziele** formuliert.

Die **Maßnahmenplanung** erfolgt auf einem weiteren Blatt.
Die Maßnahmenplanung berücksichtigt:

- die Wünsche und Bedürfnisse des Patienten
- wiederkehrende Maßnahmen in der Pflege
- Maßnahmen der Behandlungspflege

Die durchgeführten Maßnahmen werden mit Datum, Uhrzeit und Handzeichen abgezeichnet. Bei Herrn Kowalczyk: 7.00 Uhr Begleitung ins Bad, Anleitung zur selbstständigen Körperpflege mit lauwarmem Wasser und eigenen Pflegeprodukten am Waschbecken.
Das **Berichteblatt** nutzen alle an der Pflege und Betreuung beteiligten Berufsgruppen zur Dokumentation. Dabei werden alle Abweichungen und Veränderungen schriftlich erfasst. Auch aktuelle Ereignisse und Ergebnisse aus zeitlich befristeten Maßnahmen werden hier festgehalten. Diese werden aus der Risikomatrix abgeleitet. Immer wiederkehrende Maßnahmen werden nicht erfasst.
Die **Evaluation,** also das Prüfen der Ergebnisse, findet regelmäßig statt.

Tab. 5.1 Pflegeplan für Herrn Kowalczyk (Beispiele)

Unterstützungsbedarf	Mögliche Pflegekrisen	Ressourcen und Wünsche	Maßnahmenplan
Themenfeld 1: Kognitive und kommunikative Fähigkeiten			
Unterstützung bei der Körperpflege	Dekubitusgefahr, Intertrigogefahr	Herr Kowalczyk ist zur Person orientiert. Er versteht einfache Sätze und kann sich meist verständlich machen. Herr Kowalczyk äußert seine Wünsche. Herr Kowalczyk kann sich mitteilen, wenn er Schmerzen hat. Herr Kowalczyk führt einfache Tätigkeiten mit Anleitung selbstständig durch. Die Haut von Herrn Kowalczyk ist gut gepflegt und ohne trockene Stellen.	Die Pflegefachperson stellt die Pflegematerialien für Herrn Kowalczyk bereit. Die Pflegefachperson leitet Herrn Kowalczyk zur Körperpflege an. Die Pflegefachperson achtet darauf, dass Herr Kowalczyk seine eigenen Pflegeprodukte verwenden kann. Die Pflegefachperson beobachtet die Haut von Herrn Kowalczyk auf Veränderungen.
Themenfeld 2: Mobilität und Beweglichkeit			
Unterstützung beim Bewegen	Sturzgefahr	Herr Kowalczyk ist altersentsprechend beweglich. Er geht gerne in den Garten. Dort füttert Herr Kowalczyk die Vögel. Aufgrund einer pAVK macht Herr Kowalczyk häufig Pausen beim Gehen.	Die Pflegefachperson bietet Herrn Kowalczyk Gehhilfen an. Die Pflegefachperson motiviert Herrn Kowalczyk, in den Garten zu gehen. Die Pflegefachperson wendet Maßnahmen zur Sturzprophylaxe an.
Themenfeld 3: Anforderungen und Belastungen			
Unterstützung, damit Herr Kowalczyk sich frei bewegen kann.	Weglaufgefahr	Herr Kowalczyk fühlt sich wohl und bewegt sich frei.	Es werden elektronische Sicherungssysteme verwendet. Zum Beispiel: Fußmatten, die Alarme auslösen. Es werden Reizüberflutungen vermieden: kein Radio, kein Fernseher

Tab. 5.1 Pflegeplan für Herrn Kowalczyk (Beispiele) (Fortsetzung)

Unterstützungsbedarf	Mögliche Pflegekrisen	Ressourcen und Wünsche	Maßnahmenplan
Themenfeld 4: Selbstversorgung			
Unterstützung beim Essen und Trinken	Herr Kowalczyk vergisst, zu essen. Das Körpergewicht von Herrn Kowalczyk wird weniger. Er nimmt ab. Herr Kowalczyk nimmt nicht ausreichend Nährstoffe zu sich.	Herr Kowalczyk ist in der Lage, Nahrung selbstständig zu sich zu nehmen. Herrn Kowalczyks Ernährungszustand ist gut und altersentsprechend. Herr Kowalczyk trinkt ausreichend.	Die Mahlzeiten werden ansprechend angerichtet. Nach Möglichkeit werden Lieblingsspeisen von Herrn Kowalczyk angeboten. Herrn Kowalczyk werden regelmäßig Getränke angeboten.
Themenfeld 5: Leben in sozialen Beziehungen			
Unterstützung bei sozialen Aktivitäten	depressive Verstimmung	Die Töchter von Herrn Kowalczyk kommen regelmäßig zu Besuch.	Einbinden in Gruppenaktivitäten. Zum Beispiel: Bewegungsgruppe, Chor, Frühstücksgruppe.
Themenfeld 6: Wohnen und Häuslichkeit			
Aufenthalt lebenswert gestalten	Anpassungsstörung	Herr Kowalczyk fühlt sich wohl in der Pflegeeinrichtung.	Das Zimmer von Herrn Kowalczyk wird mit eigenen Gegenständen geschmückt. Zum Beispiel: Fotos, Decken, Kissen, Andenken, Lieblingsbuch.

5

6 Was bedeutet Dokumentation in der Pflege?

Die **Dokumentation** ist ein wesentlicher Teil im Pflegeprozess.
Die Dokumentation ist eine wichtige Aufgabe für Pflegefachpersonen.

Begriffserklärung

Dokumentation: Informationen werden gesichert. Meist erfolgt die Dokumentation in schriftlicher Form. Es ist aber auch zum Beispiel eine mündliche Aufzeichnung möglich.

Ziele der Dokumentation:

- Wissen wird gesichert.
- Informationen werden weitergegeben.
- Rechtliche Anforderungen werden erfüllt.

Warum muss in der Pflege dokumentiert werden?

Viele Personen sind an der Versorgung eines Patienten oder Bewohners beteiligt. Viele Arbeiten werden von verschiedenen Berufsgruppen gemacht. Und in jeder Schicht sind andere Personen für einen Patienten zuständig.
Daher müssen alle Mitglieder des therapeutischen Teams die Informationen zu einem Patienten kennen. Zum Beispiel: alle Beobachtungen, Befunde, Messwerte, Veränderungen.
Die Informationen dürfen nicht nur mündlich weitergegeben werden. Es besteht die Gefahr, dass Inhalte verloren gehen. Und es besteht die Gefahr, dass Inhalte nicht nachgeprüft werden können.
Die Informationen müssen schriftlich in einem bestimmten **Dokumentationssystem** aufgezeichnet werden.
In Deutschland ist die Pflicht zu Dokumentation im Sozialgesetzbuch (SGB) geregelt:

- SGB V (5. Buch, Krankenversicherung)
- SGB XI (11. Buch, Soziale Pflegeversicherung)

Ziele der Dokumentation

- Die Dokumentation ermöglicht eine **professionelle Pflege:** gezielt, auf die aktuelle Situation ausgerichtet und individuell auf den Patienten ausgerichtet.
- Die Dokumentation dient der **Kommunikation.** Die Informationen stehen allen zur Verfügung, die an der Pflege und Therapie beteiligt sind.
- Die Dokumentation hilft, die **Qualität der Versorgung** zu kontrollieren. Wenn das Ergebnis schlecht ist, muss die Planung verändert werden.
- Die Dokumentation führt den **Leistungsnachweis** aus. Leistungen werden erfasst. Leistungen können abgerechnet werden.
- Die Dokumentation gibt **Sicherheit.** Alle Informationen sind übersichtlich geordnet. Informationen können nachgelesen werden. Und Informationen können überprüft werden. Zum Beispiel: bei einer juristischen Überprüfung.
- Die Dokumentation sammelt **Daten** für Erhebungen. Zum Beispiel für die Pflegeforschung.

6.1 Dokumentationssysteme in der Pflege

Nur wenige Einrichtungen entwickeln eigene Dokumentationssysteme. Die meisten Einrichtungen nutzen **standardisierte Dokumentationssysteme.** Es gibt verschiedene Anbieter von Dokumentationssystemen. Der Aufbau ist ähnlich gestaltet.

Was ist zu beachten?

- Das Dokumentationssystem ist eine **Urkunde.**
- **Sicherheit:** Informationen werden immer an der gleichen Stelle dokumentiert. Im Notfall werden die Informationen schnell und gezielt gefunden.
- **Eindeutigkeit:** Keine doppelten Dokumentationen. Zum Beispiel: Verabreichte Medikamente an der entsprechenden Spalte abzeichnen, aber nicht nochmals im Pflegebericht erwähnen.
- **Datenschutz:** Es dürfen nur die Personen das Dokumentationssystem einsehen, die mit dem Patienten arbeiten.
- **Zeitliche Nähe:** Messergebnisse, Maßnahmen, Ereignisse werden sofort oder zeitnah dokumentiert. Einträge zu einem späteren Zeitpunkt können falsch sein, weil

man sich nicht mehr richtig erinnert. Oder Einträge werden vergessen. Es ist wichtig, dass die Informationen jederzeit dem gesamten Team zur Verfügung stehen.

Merkhilfe

Eintrag ins Dokumentationssystem: Was ist zu beachten?

- Nichts mit Bleistift eintragen.
- Nichts überkleben.
- Eintragungen nicht mit Korrekturstiften oder Korrekturflüssigkeit übermalen.
- Alle Maßnahmen und Messwerte erst nach der Durchführung eintragen. Niemals im Voraus.
- Immer persönlich dokumentieren: Die Person, die etwas gemacht hat, dokumentiert das.
- Auch Ärzte müssen ihre Anordnungen selbst abzeichnen.

Wichtig: Die Dokumentation ist eine **Urkunde.** Falsche Anmerkungen sind eine Straftat: Urkundenfälschung.

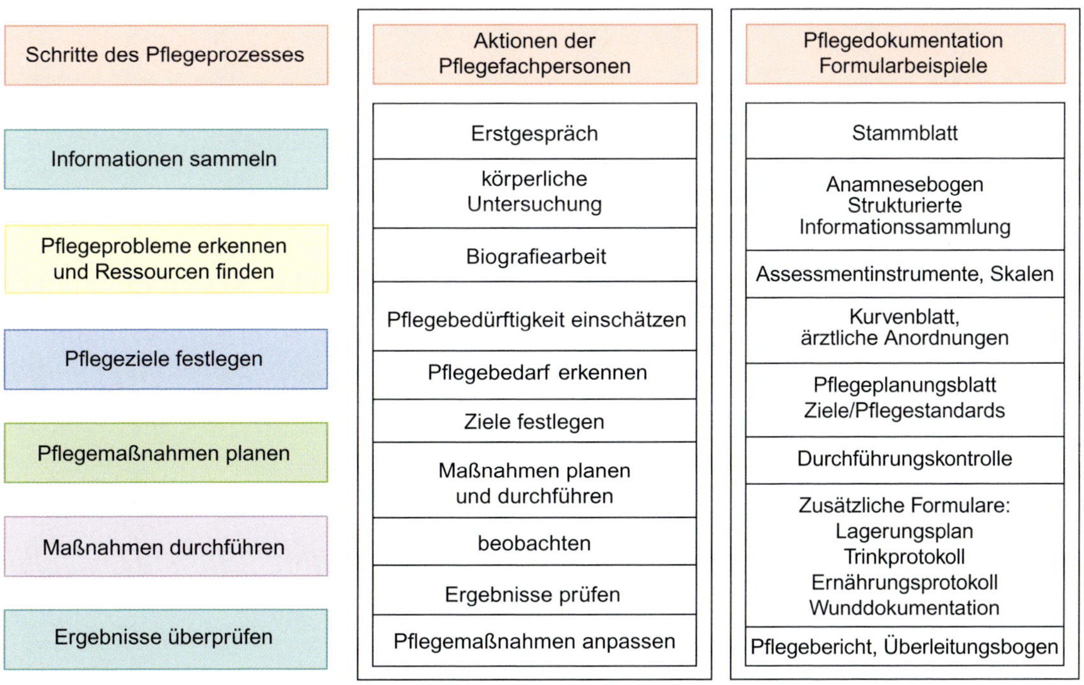

Abb. 6.1 Beispiel: Verbindung Pflegeprozess, Handlungen der Pflegefachpersonen und Dokumentationssystem.
[L143]

Aufbau eines Dokumentationssystems

Für jeden Patienten kann angelegt werden:

- Ein **Stammblatt** mit allen wichtigen Informationen in einer Kurzübersicht: Personalien, Diagnose sowie Name und Telefonnummer von Angehörigen.
- Ein großes **Kurvenblatt** mit Informationen zu:
  - Vitalzeichen wie Temperatur, Puls und Blutdruck
  - Medikamenten: ärztliche Anordnung und Medikamente nach der Verabreichung
  - durchgeführten Untersuchungen
- Ein Blatt zur **Pflegeplanung** einschließlich einem einzelnen Blatt für den **Pflegebericht.**
- Ein **Durchführungsnachweis.** Hier werden alle für den Patienten erbrachten Pflegeleistungen dokumentiert: mit Datum und Uhrzeit sowie dem Handzeichen der Pflegenden.
- Eine Mappe für **Befunde:** zum Abheften der Berichte früherer Krankenhausaufenthalte, Untersuchungsergebnisse.

Auch für die Pflegedokumentation nach SIS® gibt es bestimmte Formulare.

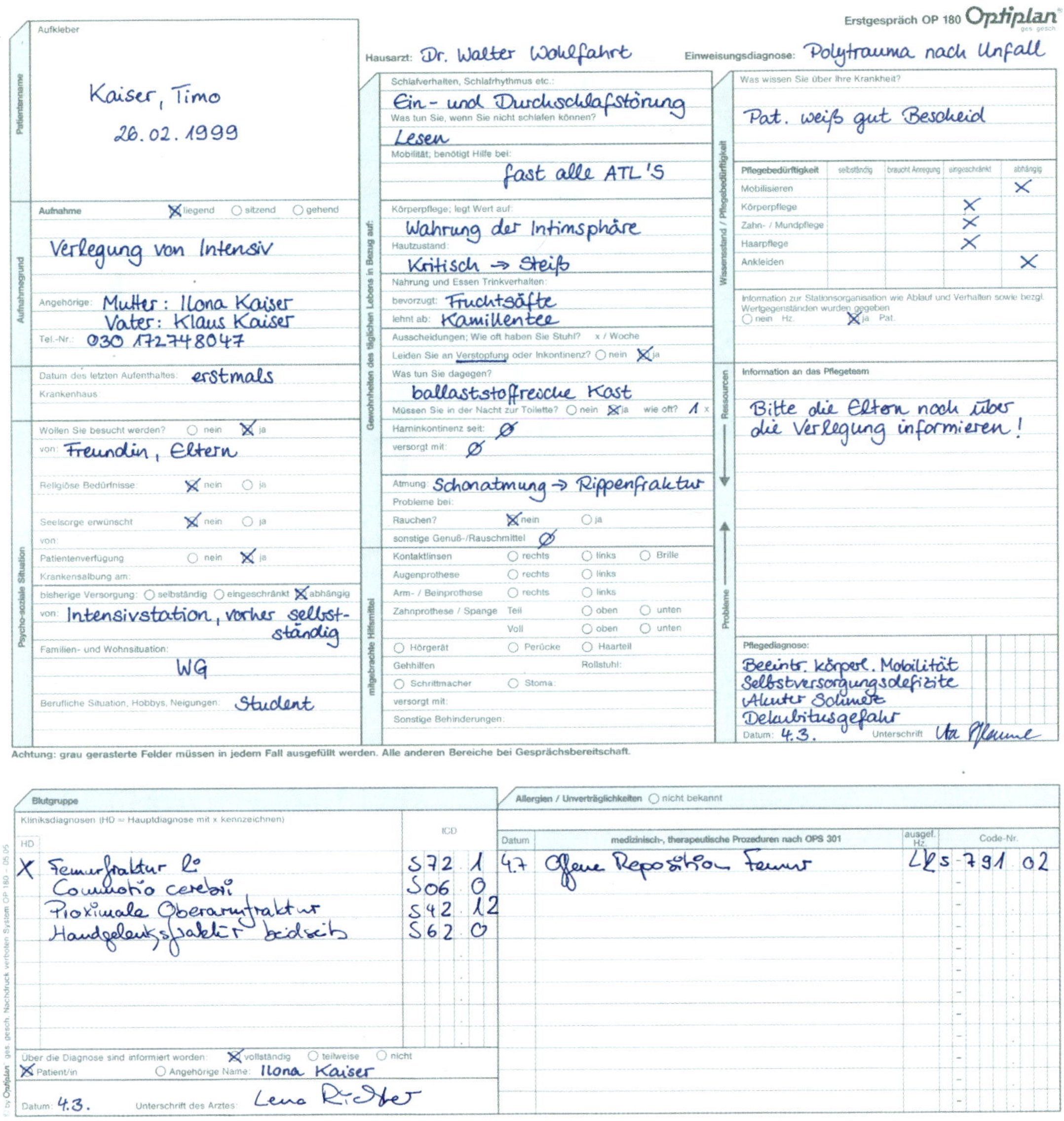

Erstgespräch OP 180 Optiplan

Aufkleber
Patientenname: Kaiser, Timo
26.02.1999

Hausarzt: Dr. Walter Wohlfahrt
Einweisungsdiagnose: Polytrauma nach Unfall

Aufnahmegrund
Aufnahme: ☒ liegend ○ sitzend ○ gehend
Verlegung von Intensiv
Angehörige: Mutter: Ilona Kaiser
Vater: Klaus Kaiser
Tel.-Nr.: 030 172748047
Datum des letzten Aufenthaltes: erstmals
Krankenhaus:

Psycho-soziale Situation
Wollen Sie besucht werden? ○ nein ☒ ja
von: Freundin, Eltern
Religiöse Bedürfnisse: ☒ nein ○ ja
Seelsorge erwünscht ☒ nein ○ ja
von:
Patientenverfügung ○ nein ☒ ja
Krankensalbung am:
bisherige Versorgung: ○ selbständig ○ eingeschränkt ☒ abhängig
von: Intensivstation, vorher selbstständig
Familien- und Wohnsituation: WG
Berufliche Situation, Hobbys, Neigungen: Student

Gewohnheiten des täglichen Lebens in Bezug auf:
Schlafverhalten, Schlafrhythmus etc.: Ein- und Durchschlafstörung
Was tun Sie, wenn Sie nicht schlafen können? Lesen
Mobilität; benötigt Hilfe bei: fast alle ATL'S
Körperpflege; legt Wert auf: Wahrung der Intimsphäre
Hautzustand: Kritisch → Steiß
Nahrung und Essen Trinkverhalten:
bevorzugt: Fruchtsäfte
lehnt ab: Kamillentee
Ausscheidungen; Wie oft haben Sie Stuhl? x / Woche
Leiden Sie an Verstopfung oder Inkontinenz? ○ nein ☒ ja
Was tun Sie dagegen? ballaststoffreiche Kost
Müssen Sie in der Nacht zur Toilette? ○ nein ☒ ja wie oft? 1 x
Harninkontinenz seit: Ø
versorgt mit: Ø
Atmung: Schonatmung → Rippenfraktur
Probleme bei:
Rauchen? ☒ nein ○ ja
sonstige Genuß-/Rauschmittel Ø

mitgebrachte Hilfsmittel
Kontaktlinsen ○ rechts ○ links ○ Brille
Augenprothese ○ rechts ○ links
Arm- / Beinprothese ○ rechts ○ links
Zahnprothese / Spange Teil ○ oben ○ unten
Voll ○ oben ○ unten
○ Hörgerät ○ Perücke ○ Haarteil
Gehhilfen Rollstuhl:
○ Schrittmacher ○ Stoma:
versorgt mit:
Sonstige Behinderungen:

Wissensstand / Pflegebedürftigkeit
Was wissen Sie über Ihre Krankheit? Pat. weiß gut Bescheid

Pflegebedürftigkeit	selbständig	braucht Anregung	eingeschränkt	abhängig
Mobilisieren				X
Körperpflege			X	
Zahn- / Mundpflege			X	
Haarpflege			X	
Ankleiden				X

Information zur Stationsorganisation wie Ablauf und Verhalten sowie bezgl. Wertgegenständen wurden gegeben ○ nein Hz. ☒ ja Pat.

Ressourcen
Information an das Pflegeteam: Bitte die Eltern noch über die Verlegung informieren!

Probleme
Pflegediagnose: Beeinträ. körperl. Mobilität
Selbstversorgungsdefizite
Akuter Schmerz
Dekubitusgefahr
Datum: 4.3. Unterschrift: Uta Pflaume

Achtung: grau gerasterte Felder müssen in jedem Fall ausgefüllt werden. Alle anderen Bereiche bei Gesprächsbereitschaft.

Blutgruppe
Klinikdiagnosen (HD = Hauptdiagnose mit x kennzeichnen)

HD		ICD
X	Femurfraktur li.	S72.1
	Commotio cerebri	S06.0
	Proximale Oberarmfraktur	S42.12
	Handgelenksfraktur beidseits	S62.0

Über die Diagnose sind informiert worden: ☒ vollständig ○ teilweise ○ nicht
☒ Patient/in ○ Angehörige Name: Ilona Kaiser
Datum: 4.3. Unterschrift des Arztes: Lena Richter

Allergien / Unverträglichkeiten ○ nicht bekannt

Datum	medizinisch-, therapeutische Prozeduren nach OPS 301	ausgef. Hz.	Code-Nr.
4.7	Offene Reposition Femur	LRS	7-791.02

© by Optiplan ges. gesch. Nachdruck verboten System OP 180 - 05.05

Abb. 6.2 Stammblatt. Das Stammblatt umfasst alle wichtigen Informationen zu einem Patienten.
[V161]

6

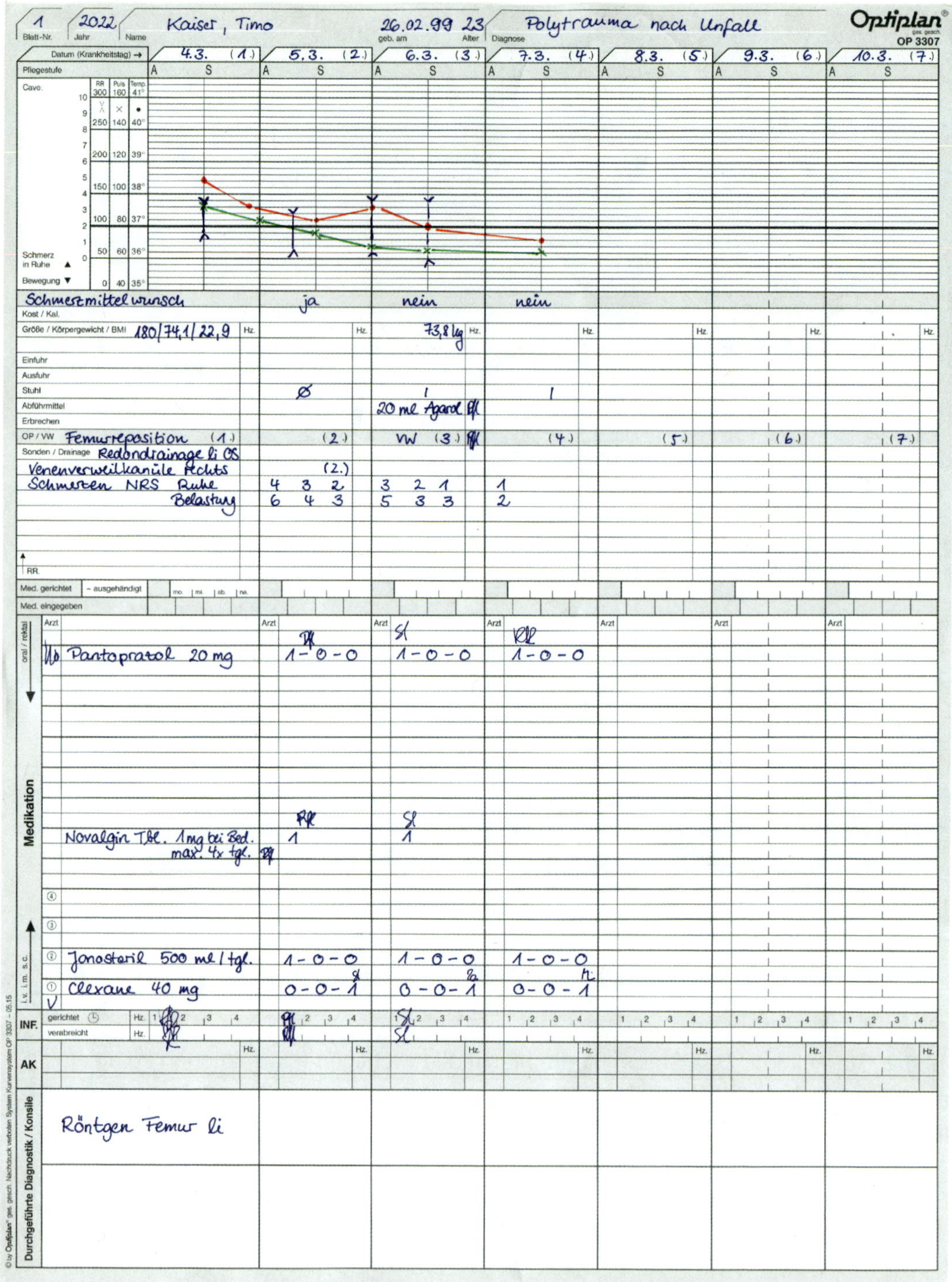

Abb. 6.3 Kurvenblatt. Im Kurvenblatt lassen sich Zusammenhänge gut erkennen. [V161]

EDV-gestützte Dokumentationssysteme

Viele Kliniken, Pflegeeinrichtungen und Pflegedienste arbeiten nur noch mit EDV-gestützten Dokumentationssystemen und elektronischen Patientenakten. Die Nutzung der digitalen Pflegedokumentation bietet viele **Vorteile:**

- Pflegestandards sind im System hinterlegt. Die Pflegefachperson nutzt den Standard als Grundlage für die individuelle Pflegeplanung.
- Die Verwaltung kann alle geplanten und erbrachten Leistungen sehen. Und die Verwaltung kann diese Leistungen abrechnen.
- Es kann jederzeit ein Übergabebericht oder Entlassungsbericht erstellt werden. Und der Bericht kann ausgedruckt werden.
- **Scores** und Assessments können digital ausgefüllt werden. Und sie können ausgewertet werden.
- Statistiken können automatisch erstellt werden. Statistiken können ausgewertet werden.
- Alle Anordnungen und Berichte sind gut lesbar. Dadurch sinkt das Risiko für Missverständnisse. Zum Beispiel: die Gabe von falschen Arzneimitteln.

Allerdings muss darauf geachtet werden, dass der Datenschutz eingehalten wird.

Merkhilfe

In der Dokumentation am Computer werden die gleichen Informationen dokumentiert wie auf Papier.

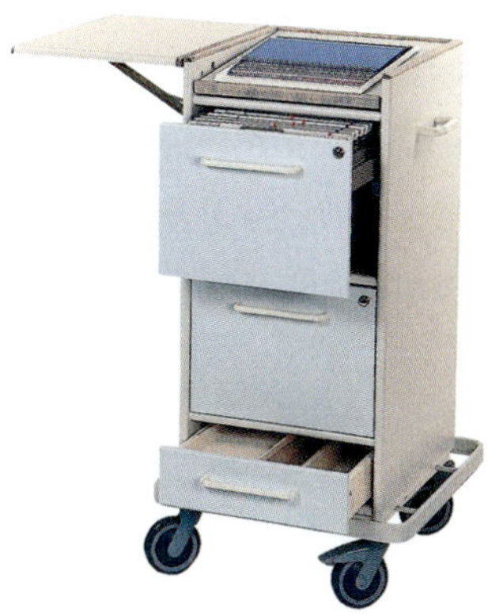

Abb. 6.4 Alle wichtigen Dokumente werden oft in einem Wagen gesammelt. Diese Patientendaten dürfen nicht unbeaufsichtigt sein.
[V780]

6.2 Rechtliche Vorgaben der Dokumentation

Rechtliche Vorgaben zur Dokumentation sind:

- **Dokumentationsklarheit:** Die Dokumentation muss klar und verständlich formuliert werden. Die Einträge sollen gut strukturiert sein. Es dürfen allgemein bekannte Fremdwörter und Abkürzungen verwendet werden. Für Namenskürzel muss es eine Liste geben, aus der sich der volle Name ergibt.
- **Dokumentationswahrheit:** Der Eintrag muss **objektiv** und wahrheitsgemäß sein.
- **Vollständigkeit:** Der Eintrag muss vollständig sein. Was nicht dokumentiert ist, gilt grundsätzlich als nicht geschehen. Aber: Es muss nicht jede Kleinigkeit erfasst werden. Routinemaßnahmen müssen nicht dokumentiert werden, wenn sie in einem Standard geregelt sind. Es sind nur wesentliche Tatsachen zu erfassen. Zum Beispiel: medizinisch-pflegerisch relevante Beobachtungen, *atypische* Verläufe, besondere Vorkommnisse.
- **Zeitliche Nähe:** Die Dokumentation soll zeitnah erfolgen. Die Dokumentation darf nicht erst Tage später erfolgen. Umgekehrt darf eine Dokumentation nicht vor der Durchführung ausgefüllt und abgezeichnet werden.
- **Eigenhändigkeit:** Die Person, die eine Maßnahme durchgeführt hat, dokumentiert dies auch. Die Übertragung auf andere ist manchmal erlaubt. Das kann eine Notlösung sein. Zum Beispiel: wenn die sprachlichen Fähigkeiten einer Pflegenden nicht ausreichen.
- **Kontinuität:** Zeitliche Sprünge vermeiden.
- **Keine Fälschung:** Pflegefachpersonen schreiben nur mit Kugelschreiber in die Dokumentation. Bleistifte, Radierer, Korrekturflüssigkeiten dürfen nicht verwendet werden. Wenn ein Text durchgestrichen wird, muss der darunter stehende Text lesbar bleiben. Die Korrektur wird mit Datum und Namenskürzel versehen. Es muss erkennbar sein, wer den Eintrag korrigiert hat. Und wann der Eintrag korrigiert wurde. Für Computerdokumentationen gilt: Die Software muss sicherstellen, dass Änderungen mit einem entsprechenden Zeitstempel erkennbar sind.

Praxistipp

Dokumentation als Beweismittel
Die Pflegedokumentation ist ein rechtliches Dokument. Die Pflegedokumentation dient als Beweis bei rechtlichen Streitigkeiten.
Zum Beispiel: Ein Patient hat einen Dekubitus entwickelt. Der Patient verklagt die Klinik wegen eines Pflegefehlers.
Eine fehlerhafte Pflegedokumentation führt dann zu rechtlichen Problemen. Zum Beispiel: Die Klinik muss beweisen, welche Pflegemaßnahmen wann und warum zur *Dekubitusprophylaxe* durchgeführt wurden.

6.3 Was bedeuten Schweigepflicht und Datenschutz bei der Dokumentation?

Schweigepflicht und Datenschutz gibt es zum Schutz des Patienten. Die persönlichen Informationen des Patienten sollen geschützt werden.

Schweigepflicht

Fallbeispiel

Herr Apfel und Pflegefachfrau Anita Holz
Das Stationstelefon klingelt. Pflegefachfrau Anita Holz nimmt den Anruf entgegen.
Eine Frau meldet sich. Sie gibt an, die Schwester von Herrn Apfel zu sein.
Herr Apfel ist ein Patient auf Station. Herr Apfel hatte einen Herzinfarkt. Die Frau erkundigt sich nach dem Zustand und dem Befinden ihres Bruders.
Anita Holz fragt sich, was sie der Frau über Herrn Apfel sagen darf.

Darf die Pflegefachfrau Anita Holz der Schwester von Herrn Apfel am Telefon Auskunft geben?
Die Pflegefachfrau Anita Holz muss zuerst Herrn Apfel fragen. Nur wenn Herr Apfel zustimmt, kann Anita Holz Informationen an seine Schwester weitergeben.
Eine andere Möglichkeit ist: Anita Holz gibt das Telefon Herrn Apfel. Herr Apfel entscheidet dann selbst, was er erzählt.

Die Patienten entscheiden über die Weitergabe ihrer Informationen immer selbst. Stimmt ein Patient zu, dürfen Informationen an andere Personen weitergegeben werden. Also an Personen, die nicht an der Therapie beteiligt sind. Das sind zum Beispiel: Familie, Freunde, Kollegen, externe Ärzte. Der Patient kann diese Einwilligung jederzeit widerrufen.

Begriffserklärung

Schweigepflicht: Begriff für die Verpflichtung, Informationen nicht weiterzugeben. Wenn ein Mensch Informationen unerlaubt weitergibt, dann spricht man von einer „Verletzung von Privatgeheimnissen". Die Strafe ist im Strafgesetzbuch geregelt: Freiheitsstrafe oder Geldstrafe sind möglich.

Menschen, die einer bestimmten Berufsgruppe angehören, müssen die Schweigepflicht beachten. Das sind zum Beispiel: Pflegefachpersonen, Ärztinnen, Anwälte, Psychologen, Pflegeassistenten, Therapeuten, Sozialarbeiter. Diese Regelung gilt für Informationen im beruflichen Umfeld. Zum Beispiel im Krankenhaus oder in einer Pflegeeinrichtung.

Warum ist die Schweigepflicht wichtig?

Ziel der Schweigepflicht:

- Die Privatsphäre des Patienten wird geschützt.
- Das Vertrauen zwischen dem Patienten und dem pflegerischen und medizinischen Personal wird gesichert.

Praxistipp

Wenn eine Pflegefachperson eine Information unerlaubt weitergibt, dann kann sie bestraft werden. Die Pflegefachperson begeht eine Verletzung von Privatgeheimnissen.

Diese Regelung **gilt nicht für das Privatleben.**

Fallbeispiel

Pflegefachfrau Anita Holz

Eine Freundin von Pflegefachfrau Anita Holz berichtet über ein Ereignis aus ihrem privaten Leben. Wenn Anita Holz diese Informationen an eine andere Person weitergibt, ist dies keine Verletzung der Schweigepflicht. Grund: Beide Frauen kennen sich nur privat. Sie haben kein Arbeitsverhältnis zueinander.

Folgende Daten fallen unter die Schweigepflicht:

- **Persönliche Daten:** Name, Postanschrift, E-Mail-Adresse, Telefonnummer, Geburtsdatum, Familienstand.
- **Medizinische Daten:** Informationen zur Diagnose, zur Therapie, zum Verlauf der Erkrankung, zu Medikamenten.
- **Sensible Daten:** Informationen zum Privatleben des Patienten. Zum Beispiel: Familie, sexuelle Orientierung, Lebensstil, Arbeitssituation.
- **Gespräche:** Der Austausch von Informationen zwischen dem Patienten, Pflegefachpersonen, Ärzten und Therapeuten.

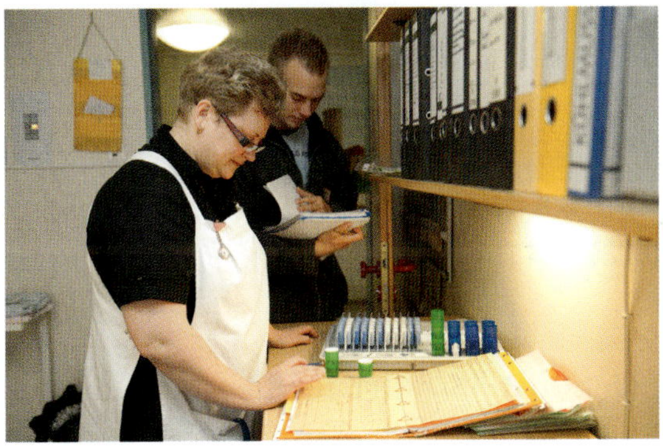

Abb. 6.5 Inhalte der Pflegedokumentation unterliegen der Schweigepflicht. [K157]

Im Krankenhaus oder in einer Pflegeeinrichtung wird ein Patient von vielen Menschen versorgt. In diesem Fall dürfen Informationen weitergegeben werden. Das ist auch ohne die Zustimmung des Patienten möglich. Das ist wichtig. Nur so ist eine pflegerische und medizinische Versorgung möglich.

Die Schweigepflicht gilt nicht

- in therapeutischen Teams.
- unter den Pflegefachpersonen, die sich um denselben Patienten kümmern. Allerdings gilt für alle Mitarbeiter die Schweigepflicht gegenüber anderen Personen, die nicht dort arbeiten. Das bedeutet: Eine Pflegefachperson darf anderen Personen nur Auskunft erteilen, wenn der Patient vorher eingewilligt hat.

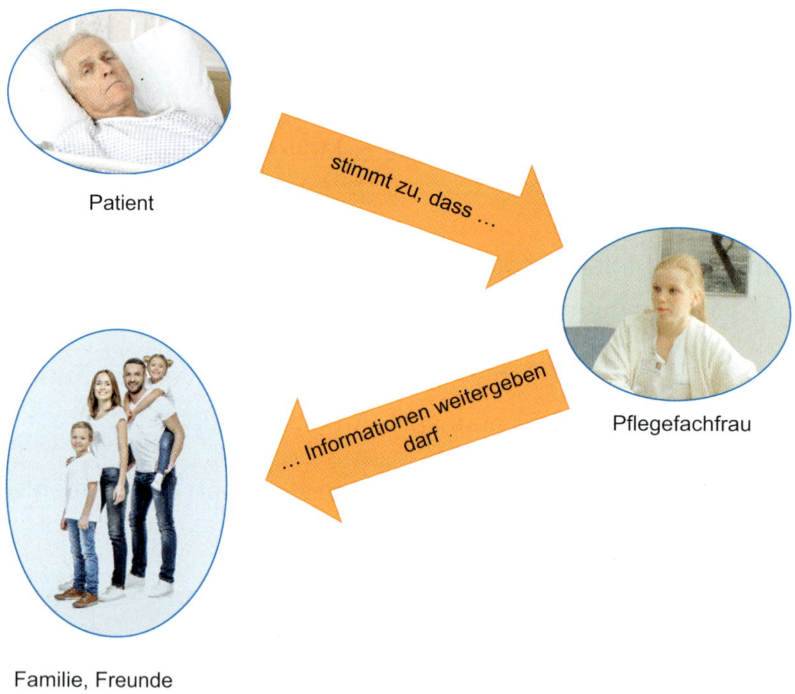

Abb. 6.6 Nur der Patient kann die Pflegefachfrau von der Schweigepflicht entbinden. [J787, K115]

Fallbeispiel

Pflegefachfrau Anita Holz und Auszubildende Selina Minelli
Die Auszubildende Selina Minelli unterstützt die Pflegefachfrau Anita Holz bei der Versorgung von Herrn Apfel. Herr Apfel möchte aufstehen und zur Toilette gehen. Frau Minelli fragt sich, ob der Zustand von Herrn Apfel dies zulässt. Die Pflegefachfrau Anita Holz darf Informationen zu Herrn Apfel an die Auszubildende Selina Minelli weitergeben.
Grund: Beide arbeiten zusammen. Die Information ist für die Versorgung von Herrn Apfel notwendig.

6

Merkhilfe

Schweigepflicht bei Kindern und Jugendlichen

Die Schweigepflicht gilt für alle Patienten. Auch für Kinder und Jugendliche. Eltern und Erziehungsberechtigte haben aber das Recht, medizinische Informationen zu ihrem Kind zu bekommen. In Deutschland gilt das für Kinder bis zum 14. Lebensjahr.
Das bedeutet: Jugendliche ab 14 Jahren können selbst entscheiden, wer Auskunft bekommt. Pflegefachpersonen dürfen Informationen an Eltern und Erziehungsberechtige von Jugendlichen ab 14 Jahren nur dann geben, wenn der Jugendliche dies erlaubt.

Kindeswohlgefährdung:

Wenn das Wohl und die Gesundheit des Kindes gefährdet sind, gilt diese Regelung nicht.

Begriffserklärung

Offenbaren heißt: Ein Geheimnis, das der Schweigepflicht unterliegt, an andere Personen weiterzugeben. Zum Beispiel: Name des Patienten, Diagnose.

Es gibt Situationen, in denen Offenbaren immer erlaubt ist:

- Im Krankenhaus: Patientendaten werden an die Krankenkasse gegeben. Die Krankenkasse benötigt diese Daten, um die Behandlung abzurechnen.
- Meldepflicht bei bestimmten Infektionskrankheiten. Zum Beispiel: Tuberkulose, Hepatitis, COVID-19. Zum Schutz der Bevölkerung wird hier die ärztliche Schweigepflicht gebrochen. Patientendaten werden dem Gesundheitsamt gemeldet: Name, Diagnose, behandelndes Krankenhaus. Das **I**n**f**ektions**s**chutz**g**esetz (IfSG) regelt das.

In anderen Situationen ist Offenbaren nur erlaubt,

- wenn der Patient zustimmt.
- wenn der Patient es wollen würde, er es im Moment jedoch nicht selbst entscheiden kann.
- wenn der Patient in einer Notlage ist und Gefahren abgewendet werden.
- aufgrund gesetzlicher Vorschriften wie Infektionsschutzgesetz, Gesetz zur Kooperation und Information im Kinderschutz.

6

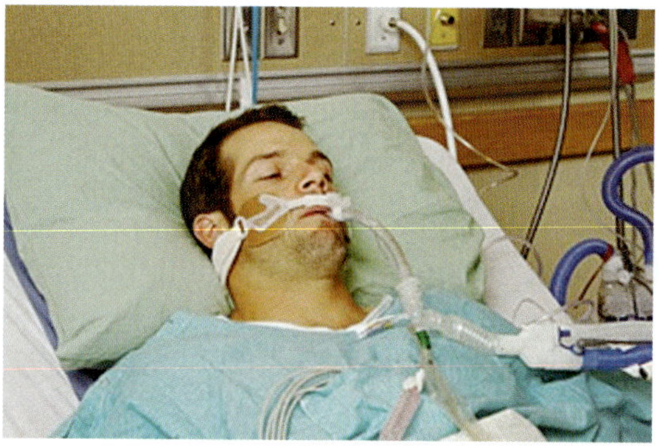

Abb. 6.7 Auf der Intensivstation wird oft von der mutmaßlichen Einwilligung ausgegangen. Ebenso in Notfallsituationen. [E1394]

Datenschutz

Datenschutz und Schweigepflicht sollen den Patienten schützen.
Die Schweigepflicht sichert das Vertrauen in einem beruflichen Verhältnis.
Der Datenschutz geht weiter. Der Datenschutz beinhaltet Regeln für den Umgang mit Daten in vielen verschiedenen Situationen.

Begriffserklärung

Datenschutz: Begriff für verschiedene Regeln zum Schutz der persönlichen Daten eines Menschen.
Die Regeln betreffen die

- Sammlung von Informationen.
- Speicherung von Informationen.
- Verarbeitung von Informationen.
- Weitergabe von Informationen.

Ziel: Es soll verhindert werden, dass persönliche Daten missbraucht werden.

In Gesundheitsunternehmen fallen sehr viele Informationen an. Ein großer Teil sind persönliche Daten und Daten zur Gesundheit eines Menschen. Diese Daten sind sehr *sensibel*. Deshalb müssen diese Daten ganz besonders geschützt werden.
Die Schweigepflicht verhindert, dass persönliche Informationen von Patienten weitergegeben werden. Wenn der Patient zustimmt, dann ist die Schweigepflicht ausgesetzt. Das nennt man: Entbindung von der Schweigepflicht. Der Datenschutz gilt aber weiterhin.

6

Fallbeispiel

Frau Slovenki

Frau Emilia Slovenki hatte eine Hallux Valgus-Operation im Krankenhaus. Bei der Aufnahme hat Frau Slovenki viele Formulare ausgefüllt. Sie hat auch unterschrieben und erlaubt, dass ihr Hausarzt über den Verlauf informiert werden darf. Nach der Entlassung leitet das Krankenhaus den Arztbrief direkt an den Hausarzt weiter. Ist das eine Verletzung der Schweigepflicht?
Nein. Frau Slovenki hat zugestimmt, dass ihr Hausarzt diese Informationen bekommen darf. Daher ist es keine Verletzung der Schweigepflicht.

Zusätzlich ist der Datenschutz zu beachten. Zum Beispiel:

- Wie werden die Daten übermittelt? Per Post oder E-Mail? Ist es sicher, dass kein anderer den Arztbrief liest?
- Wie werden die Daten gespeichert? Hebt das Krankenaus eine Kopie des Arztbriefes auf? Wo speichert der Hausarzt den Brief ab?
- Wie lange werden die Daten aufgehoben?

Einen Tag nach der Entlassung bekommt Frau Slovenki eine E-Mail von einem Sanitätshändler. Der Online-Händler bietet zum Verkauf verschiedene Hilfsmittel und Fußeinlagen, die speziell nach einer Hallux Valgus-Operation helfen.

- Woher hat der Online-Händler die E-Mail-Adresse von Frau Slovenki?
- Woher weiß der Online-Händler, dass Frau Slovenki eine Hallux Valgus-Operation hatte?

Wahrscheinlich waren die Daten von Frau Slovenki im Krankenhaus oder beim Hausarzt nicht ausreichend geschützt.

Praxistipp

Patientendaten oder Dokumentationssysteme dürfen nie offen herumliegen! Unbefugte könnten Daten einsehen. Das ist eine Verletzung des Datenschutzes.

6

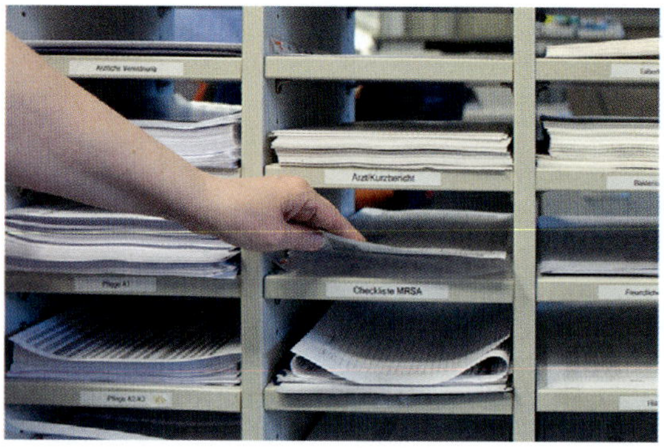

Abb. 6.8 Patientendaten dürfen nicht öffentlich zugänglich sein. [K115]

Praxistipp

Patienten haben das Recht, Einsicht in ihre Dokumente zu nehmen.

7 Was ist eine Pflegetheorie? Was ist ein Pflegemodell?

Begriffserklärung

Pflegetheorien und Pflegemodelle sind der theoretische Rahmen zur *professionellen* Pflege. Pflegetheorien und Pflegemodelle

- beschreiben die professionelle Pflege.
- geben Ideen und Konzepte zur Pflege.
- sind schriftliche Beschreibungen, Anleitungen und Empfehlungen für pflegerische Handlungen.

Eine **Pflegetheorie** ist umfassend und allgemein. Eine Pflegetheorie beschäftigt sich mit dem Hintergrund: Warum wird eine Pflegehandlung durchgeführt? Wie ist die Beziehung zwischen zwei Menschen? **Pflegemodelle** werden aus Pflegetheorien abgeleitet. Sie beschreiben genauer die Ziele und Aufgaben der Pflegefachpersonen. Pflegemodelle bieten einen Rahmen für die Handlungen. Was wird gemacht? Wann wird es gemacht?

Ziele von Pflegetheorien und Pflegemodellen

- Verständnis und Orientierung in der Pflege geben.
- Empfehlungen für pflegerische Handlungen geben.
- Antworten auf Fragen geben. Zum Beispiel:
  - Wie funktioniert Pflege?
  - Wie versorgen Pflegefachpersonen einen Patienten am besten?
  - Wie wird die Pflege in der Gesellschaft wahrgenommen?
  - Welche Auswirkungen hat eine pflegerische Handlung?
- Professionalisierung der Pflege entwickeln. Pflegetheorien basieren auf wissenschaftlichen Erkenntnissen.

Grundlage von Pflegetheorien und Pflegemodellen

- Gedanken und Überlegungen
- Erfahrungen aus dem beruflichen Alltag
- wissenschaftliche Erkenntnisse

Durch Pflegetheorien und Pflegemodelle wird pflegerisches Handeln erklärt, strukturiert und durch wissenschaftliche Methoden begründet.

8 Welche Pflegemodelle gibt es?

Pflegemodelle sind eine Art Landkarte für Pflegefachpersonen. Pflegemodelle tragen zum Verständnis bei.
Pflegemodelle helfen Pflegefachpersonen zu wissen, was ihre Aufgabe ist.

Begriffserklärung

Modell: einfache Darstellungen eines Problems, eines Gegenstands oder einer Handlung. Modelle ermöglichen die Umsetzung und Überprüfung von Wissen im Alltag. Zum Beispiel: anatomisches Modell eines Herzens.
Pflegemodell: Pflegemodelle formulieren Ziele und Aufgaben für Pflegefachpersonen. Pflegemodelle machen Aussagen über Gesundheit, Krankheit, über den Menschen und seine Umwelt.
Pflegemodelle geben eine Struktur für die Pflegeplanung.
Pflegemodelle sind theoretische Ansätze. Pflegemodelle beschreiben die professionelle Pflege. Pflegemodelle erklären die professionelle Pflege. Durch Pflegemodelle wird die professionelle Pflege als eigene Fachrichtung gegenüber anderen Fachrichtungen abgegrenzt.
Pflegemodelle beeinflussen die Gestaltung des Pflegeprozesses.

Es gibt viele Pflegetheorien und Pflegemodelle.
Das erste pflegetheoretische Modell ist das Modell nach der britischen Krankenschwester **Florence Nightingale.** Es stammt aus dem Jahr 1860.
Florence Nightingale gilt als die erste Pflegewissenschaftlerin und Begründerin der modernen Krankenpflege. Im Krimkrieg arbeitete Florence Nightingale bei der britischen Armee. Dort kam sie zu folgenden Erkenntnissen:

- Die Umgebung ist wichtig für die Genesung der Soldaten.
- Eine saubere und ruhige Umgebung fördert die Genesung. Ebenso regelmäßiges Lüften.
- Die Aufgabe der Pflegenden ist es, diese Bedingungen herzustellen.

Florence Nightingale verbesserte die medizinische Versorgung und die Hygiene in den Militärkrankenhäusern. Dadurch nahm die Sterblichkeitsrate enorm ab.
Daraus entwickelte Florence Nightingale die Pflegetheorie, dass Umweltfaktoren wichtig für die Gesundheit eines Menschen sind.
Florence Nightingale grenzte die Pflege als eigenständige Profession zur Medizin ab. Sie organisierte die Pflege neu.

Merkhilfe

Florence Nightingale
Florence Nightingale wurde am 12. Mai 1820 in der italienischen Stadt Florenz geboren. Daher ist ihr Vorname Florence.
An ihrem Geburtstag, am 12. Mai, wird jedes Jahr der internationale Tag der Pflegenden gefeiert. Auch in Deutschland finden viele Veranstaltungen an diesem Tag statt.
Florence Nightingale gründete die erste professionelle Krankenpflegeschule am St. Thomas Hospital in London.

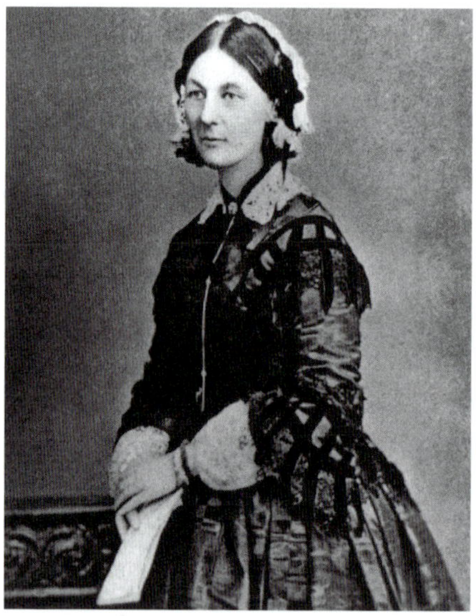

Abb. 8.1 Florence Nightingale. [X412]

Seit dieser Zeit kamen immer weitere Theorien dazu.
Beispiele für **Pflegemodelle** sind:

- Pflegemodell der **L**ebens**a**ktivitäten (LA) nach Roper, Logan und Tierney
- **A**ktivitäten des **t**äglichen **L**ebens (ATL) nach Juchli
- **A**ktivitäten, **B**eziehungen und existenzielle **E**rfahrungen **d**es **L**ebens (ABEDL) nach Krohwinkel

- Modell der psychobiografischen Pflege nach Erwin Böhm
- 14 Grundbedürfnisse nach Virginia Henderson
- Selbstpflegedefizit nach Dorothea Orem
- Transkulturelle Pflege nach Madeline Leininger
- Trajectory-Work-Modell nach Corbin und Strauss
- Adaptionsmodell nach Callista Roy
- Pflegeergebnismodell nach Martha Elisabeth Rogers
- Human-Becoming-Modell nach Rosemarie Rizzo-Parse
- Modell des systemischen Gleichgewichts nach Marie-Luise Friedemann

LA (RLT) (nach Roper, Logan, Tierney)	ATL (nach Juchli)	ABEDL (nach Krohwinkel)
1. atmen	1. atmen	1. kommunizieren können
2. essen und trinken	2. essen und trinken	2. sich bewegen können
3. ausscheiden	3. ausscheiden	3. Vitalfunktionen des Lebens aufrecht erhalten können
4. sich bewegen	4. sich bewegen	4. sich pflegen können
5. schlafen	5. wach sein und schlafen	5. sich kleiden können
6. sich sauber halten und kleiden	6. sich waschen und kleiden	6. ausscheiden können
7. regulieren der Körpertemperatur	7. Körpertemperatur regulieren	7. essen und trinken können
8. für eine sichere Umgebung sorgen	8. sich sicher fühlen und verhalten	8. ruhen, schlafen, sich entspannen können
9. kommunizieren	9. Raum und Zeit gestalten	9. sich beschäftigen, lernen und entwickeln können
10. sich als Mann oder Frau fühlen und verhalten	10. kommunizieren	10. seine eigene Sexualität leben können
11. arbeiten und spielen	11. Kind sein, Frau sein, Mann sein	11. für eine sichere und fördernde Umgebung sorgen können
12. sterben	12. Sinn finden im Werden, Sein, Vergehen	12. soziale Bereiche sichern und gestalten können
		13. mit existenziellen Erfahrungen des Lebens umgehen können

Abb. 8.2 Pflegemodelle im deutschsprachigen Raum
[L143]

Pflegemodell der Lebensaktivitäten (LA) nach Roper, Logan und Tierney

Das Pflegemodell der **Lebensaktivitäten** (LA) von Patienten wurde Mitte der 1970er-Jahre von **Nancy Roper,** Winfried Logan und Alison J. Tierney erarbeitet. Es besteht aus **vier** Elementen:

- Lebensspanne
- Umgebungsfaktoren
- Lebensaktivitäten
- Kontinuum

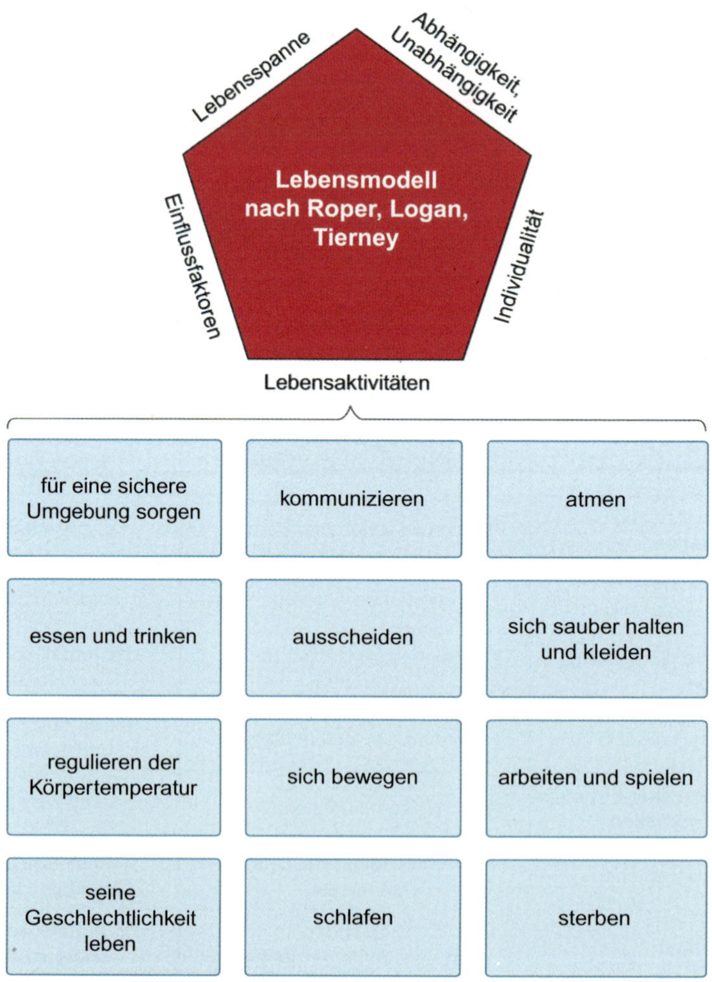

Abb. 8.3 Lebensmodell nach Roper, Logan und Tierney [E1395, L143]

Pflegefachpersonen berücksichtigen diese **Elemente.**

Element	Erklärung
Lebensspanne	Die Zeit von der Geburt bis zum Tod
Umgebungsfaktoren	*physiologische*, *psychologische*, *soziokulturelle* und *politisch-ökonomische* Einflussfaktoren
Lebensaktivitäten	Kernpflegeelemente: • für eine sichere Umgebung sorgen • kommunizieren • atmen • essen und trinken • ausscheiden • sich sauber halten und kleiden • regulieren der Körpertemperatur • sich bewegen • arbeiten und spielen • seine Geschlechtlichkeit leben, sich als Mann oder Frau fühlen • schlafen • sterben
Kontinuum	Die Fähigkeit, ob die Lebensaktivitäten selbst durchgeführt werden können oder nicht.

Aktivitäten des täglichen Lebens (ATL) nach Juchli

Das **Modell nach Juchli** ist eine Weiterentwicklung des Modells der Lebensaktivitäten. Die katholische Ordensschwester Liliane Juchli entwickelte 12 Aktivitäten des täglichen Lebens (ATL) zur ganzheitlichen Pflege von Patienten. Nach Juchli gibt es **drei Bedürfniselemente:**

- physische Ebene
- psychosoziale Ebene
- geistige Ebene

Daraus werden **vier Einflussfaktoren:**

1. Körperliche Faktoren. Zum Beispiel: Wie ist der körperliche Zustand des Patienten?
2. Seelisch-geistige Faktoren. Zum Beispiel: Wie ist das Wohlbefinden des Patienten?
3. Soziale, wirtschaftliche, kulturelle und gesellschaftspolitische Faktoren. Zum Beispiel: Welchen Beruf hat der Patient? Welche Religion? Wie viel Geld hat der Patient?
4. Ökologische Faktoren. Zum Beispiel: Welche Faktoren aus der Umwelt gibt es?

8

Die **12 Kernpflegeelemente** werden für eine ganzheitliche Sicht zur Pflege berücksichtigt. Diese Bedürfniselemente helfen Pflegefachpersonen, Pflegeplanungen für Patienten individuell zu erstellen. Dabei ist es wichtig, die Selbstständigkeit und Lebensqualität zu fördern.

Aktivitäten, Beziehungen und existenzielle Erfahrungen des Lebens (ABEDL)

Das Modell der **A**ktivitäten, **B**eziehungen und existenziellen **E**rfahrungen **d**es **L**ebens (ABEDL-Modell) von Monika Krohwinkel ist eine Erweiterung des LA und ATL-Modells.

Begriffserklärung

Existenziell: betrifft das „Dasein“. Grundlegende Dinge des menschlichen Lebens.
Existenzielle Erfahrungen nach Krohwinkel: Umgang mit grundlegenden Erfahrungen im Leben wie Krankheit, Schmerz, Trauer, Angst und Sterben.

Die Pflegetheorie des ABEDL-Modells nach Krohwinkel umfasst insgesamt 5 unterschiedliche Modelle:

1. **Pflegerahmenmodell ganzheitlich fördernder Prozesspflege:** Prozesspflege wird erklärt. Die pflegerischen Ziele und die pflegerische Unterstützung werden erklärt. Es wird erklärt, was für die Pflege wichtig ist. Das sind die betroffenen Menschen, die Ziele von Pflege und die Handlungen der Pflege.
2. **Pflegeprozessmodell:** Pflege ist immer auch ein Prozess zum Aufbau einer Beziehung zwischen Menschen, zur Bearbeitung von Problemen und ein Prozess zur Entwicklung.
3. **AEBDL-Strukturierungsmodell:** Die 13 Bereiche des menschlichen Lebens werden als Struktur festgelegt (Pflegekernelemente).
4. **Managementmodell:** Die Rahmenbedingungen in der Pflege werden festgelegt. Dabei geht es um zeitliche, personelle und strukturelle Ressourcen.
5. **Qualitätsmanagementmodell**

Das ABEDL-Modell nach Krohwinkel ist eine Ergänzung der Kernpflegelemente, also der Aktivitäten des Lebens. Insgesamt hat das ABEDL-Modell **13 Pflegekernelemente.** Diese stehen miteinander in Beziehung:

- kommunizieren können
- sich bewegen können
- vitale Funktionen des Lebens aufrechterhalten können
- sich pflegen können
- essen und trinken können
- ausscheiden können
- sich kleiden können
- ruhen und schlafen können
- sich beschäftigen können
- sich als Frau oder Mann fühlen und verhalten können
- für eine sichere Umgebung sorgen können
- soziale Bereiche des Lebens sichern können
- mit existenziellen Erfahrungen des Lebens umgehen können

Pflegefachpersonen sollen alle 13 Kernpflegelemente des Modells bei der Versorgung von Menschen berücksichtigen.
Pflegefachpersonen unterstützen, beraten und leiten an zur: Wiederherstellung und zur Förderung der Gesundheit. Dabei sind alle Elemente gleichwertig.

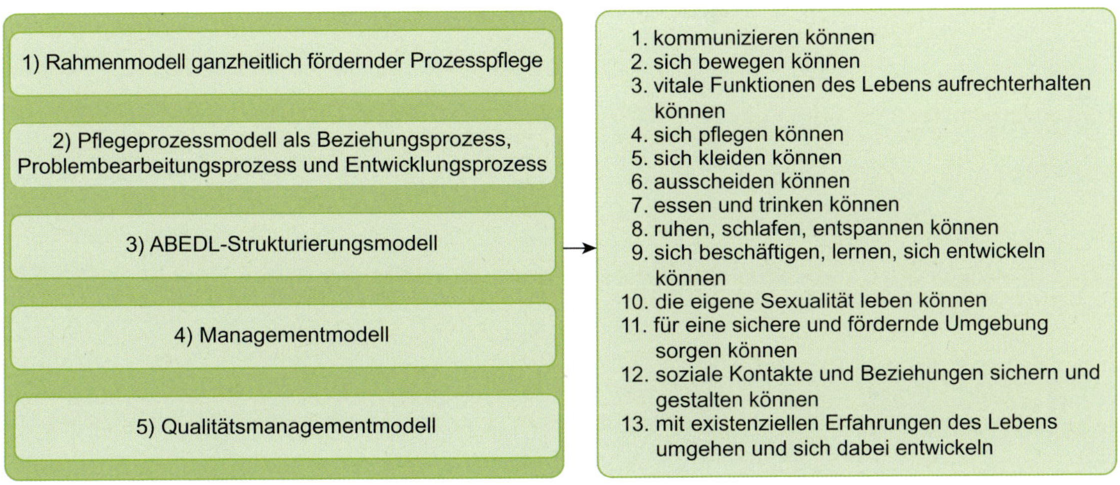

Abb. 8.4 Das ABEDL-Strukturmodell
[L143]

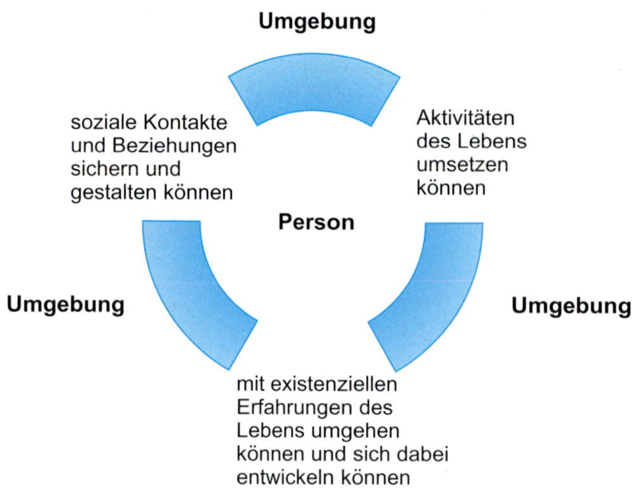

Abb. 8.5 Wechselwirkungen zwischen Person, Umgebung und ABEDL. [O552]

Merkhilfe

Häufig wird das **ABEDL-Modell** als Grundlage genutzt zur Pflegeplanung und zur Gestaltung des Pflegeprozesses. Inzwischen wird in Deutschland die Strukturierte Informationssammlung (SIS®) als Element des Strukturmodells genutzt. Dadurch wird das ABEDL-Modell ergänzt oder ersetzt.

9 Abkürzungen und Fachwörter

Hier finden Sie Erklärungen für wichtige Abkürzungen und Fachwörter aus diesem Buch. Beide Listen sind nach dem Alphabet geordnet.

Abkürzungen

Abkürzung	Bedeutung	Erklärung
§	Zeichen für Paragraf	Paragrafen teilen Gesetzesbücher in verschiedene Abschnitte auf.
ABEDL	**A**ktivitäten, soziale **B**eziehungen, existenzielle **E**rfahrungen **d**es **L**ebens	Pflegemodell nach Monika Krohwinkel
ATL	**A**ktivitäten des **t**äglichen **L**ebens	Pflegemodell nach Juchli
EDV	**E**lektronische **D**aten**v**erarbeitung	digitale Erfassung und Verarbeitung von Daten
LA	**L**ebens**a**ktivitäten	Pflegemodell nach Roper, Logan und Tierney
LEP®	**Le**istungserfassung und **P**rozessdokumentation im Gesundheitswesen	Instrument zur Erfassung von pflegerischen Tätigkeiten
MD	**M**edizinischer **D**ienst	Organisation der Krankenkassen. Der MD führt Beratungen und Begutachtungen von Pflegeempfängern und deren Angehörigen durch.
MDK	**M**edizinischer **D**ienst der **K**rankenkassen	alte Bezeichnung, siehe MD
NANDA	**N**orth **A**merican **N**ursing **D**iagnosis **A**ssociation	Pflegewissenschaftliche Vereinigung zur Formulierung, Überprüfung und Entwicklung von Pflegediagnosen.
SGB	**S**ozial**g**esetz**b**uch	
SIS®	**S**trukturierte **I**nformations**s**ammlung	Strukturmodell zur Vereinfachung der Dokumentation in der Pflege
SMART	SMART steht für die ersten Buchstaben der folgenden Wörter: • **S**pezifisch • **M**essbar • **A**ngemessen • **R**ealistisch • **T**erminiert	Pflegeziele werden nach der SMART-Regel formuliert.

Fachwörter

Im Buch ist eine Auswahl von Fachwörtern fett gedruckt und gelb hinterlegt. Hier finden Sie die Erklärung zu diesen Fachwörtern.

A	
ärztliche Visite	Ärzte begutachten den Zustand des Patienten aus medizinischer Sicht. Dazu gehen die Ärzte ans Patientenbett und sprechen mit dem Patienten.
Anamnese	Erfragen und Zusammentragen der Krankheitsgeschichte des Patienten. Sammlung von Informationen über den Patienten. Inhalt sind Daten über: Erkrankungen, soziales Umfeld, Lebensumstände, Pflegebedarf.
Analgetikum, Analgetika	Schmerzmittel
analysieren	untersuchen, prüfen
Assessment	Prozess zur Beurteilung eines Zustands. Dabei werden Informationen gesammelt und bewertet. Im Gesundheitswesen wird ein Assessment genutzt, um den gesundheitlichen Zustand eines Menschen zu beurteilen.
Assessmentinstrument	Hilfsmittel, um den Zustand eines Patienten einzuschätzen. Zum Beispiel ein Fragebogen oder eine Skala.
auditiv	Wahrnehmung durch Hören
B	
Begutachtungsassessment	Besonderes Assessment zur Pflegebegutachtung. Damit wird der Pflegebedarf einer Person festgestellt. Der MD verwendet das Begutachtungsassessment für die Einstufung eines Patienten in einen Pflegegrad.
C	
codieren	verschlüsseln
D	
Delegation	Übertragung von verantwortlichen Aufgaben an andere Personen
E	
Evaluation	Auswertung, Beurteilung, Bewertung
existenziell	Betrifft das „Dasein“. Grundlegende Dinge des menschlichen Lebens.
existenzielle Erfahrungen nach Krohwinkel	Umgang mit grundlegenden Erfahrungen im Leben wie Krankheit, Schmerz, Trauer, Angst und Sterben.
H	
Hierarchie	Eine Hierarchie ist eine Rangordnung innerhalb einer Organisation. Jede Person hat bestimmte Aufgaben. Zum Beispiel in einem Krankenhaus: Pflegedienstleitung, Stationsleitung, Pflegefachperson.

I	
Indikation	Grund für eine Behandlung
Interaktion	Verhalten zwischen zwei oder mehreren Personen
Initialassessement	Ersteinschätzung. Bewertung eines Patienten bei Aufnahmen. Es geht um den allgemeinen Zustand des Patienten.
interdisziplinär	Zusammenarbeit mit anderen Fachrichtungen. Zum Beispiel: Pflegefachperson und Physiotherapeutin.
individuell	betrifft den einzelnen Menschen
intradisziplinär	Zusammenarbeit innerhalb der eigenen Fachrichtung. Zum Beispiel: zwei Pflegefachpersonen.
K	
Klassifikation	strukturierte Zuordnung von Daten in ein System
Kompetenz	Wissen und Können, um eine Aufgabe zu lösen
O	
objektiv	Von außen betrachtend. Ohne die eigenen Gefühle und Meinungen betreffend.
Objektivität	Betrachtung ohne Einfluss der persönlichen Meinung
olfaktorisch	Wahrnehmung durch Riechen
optisch	Wahrnehmung durch Sehen
P	
Pflegeanamnese	Die Pflegefachperson erfragt wichtige Informationen aus dem Leben des Patienten. Das betrifft die Bereiche: Gesundheit, soziale Kontakte, Wohnsituation, Gestaltung des Lebens, Berufstätigkeit.
Pflegeberufegesetz	Gesetz in Deutschland. Dieses Gesetz regelt die Ausbildung zur Pflegefachfrau und zum Pflegefachmann. Das Gesetz regelt auch die Ausbildungen in der Altenpflege und in der Gesundheits- und Kinderkrankenpflege. Und das Gesetz regelt die Ausübung des Berufes in der Pflege.
Pflegediagnose	Einschätzung zur Pflegebedürftigkeit und zu pflegerischen Eingriffen bei einem Patienten.
Pflegegrad	Ein Pflegegrad beschreibt die Pflegebedürftigkeit eines Menschen. Die Einteilung erfolgt in 5 Pflegegrade. Grad 1 bedeutet geringe Beeinträchtigung. Pflegegrad 5 bedeutet sehr schwere Beeinträchtigung und hohe Anforderung an die pflegerische Versorgung.
Pflegeklassifikationssysteme	Systeme, um pflegerische Dinge zu codieren und Standards festzulegen. Diese Systeme werden weltweit benutzt. Im Laufe der Jahre sind viele verschiedene Pflegeklassifikationssysteme entstanden. Die Systeme haben unterschiedliche Schwerpunkte.
Pflegemodell	Pflegemodelle formulieren Ziele und Aufgaben für Pflegefachpersonen. Pflegemodelle machen Aussagen über Gesundheit und Krankheit.

P	
Pflegeprozess	Eine Methode zur Erfassung, Planung, Durchführung und Evaluation pflegerischer Maßnahmen. Der Pflegeprozess ist die Grundlage für die professionelle Versorgung eines Patienten.
Pflegetheorie	Wissenschaftliches Konzept zur Einschätzung von Pflegesituationen. Eine Pflegetheorie ist umfassend und allgemein. Eine Pflegetheorie beschäftigt sich mit dem Hintergrund: Warum wird eine Pflegehandlung durchgeführt? Wie ist die Beziehung zwischen zwei Menschen?
Pflegevisite	Ein Treffen der Pflegefachpersonen und anderen Personen des Pflegeteams. Der Pflegezustand des Patienten wird überprüft. Der Pflegeplan wird bewertet. Bei Bedarf wird der Pflegeplan angepasst.
ökonomisch	die Wirtschaft betreffend
Primary Nursing	Bezugspflege. Eine fest zugeordnete Pflegefachperson versorgt einen Patienten. Sie versorgt den Patienten von der Aufnahme bis zur Entlassung.
Profession	anerkannte und anspruchsvolle Ausübung einer beruflichen Tätigkeit
Prozess	Abfolge von Handlungen. Die Handlungen sollen zu einem bestimmten Ziel führen. Jede Handlung wird gut geplant. Es wird eine bestimmte Reihenfolge eingehalten. Die Handlungen werden in einer bestimmten Zeit durchgeführt.
potenzielles Pflegeproblem	Ein Pflegeproblem besteht im Moment nicht. Durch die Situation des Patienten besteht aber die Gefahr, dass dieses Pflegeproblem entstehen kann.
Q	
Qualifikation	Die Fähigkeit, eine bestimmte Aufgabe zu erfüllen oder einen bestimmten Beruf auszuüben.
R	
Ressource	Vorhandene Fähigkeiten zur Zielerreichung. Hilfsmittel des Patienten zur Bewältigung von Erkrankungen. Die Hilfsmittel können sein: körperlich, finanziell, sozial oder psychisch.
Risikomatrix	Matrix: Anordnung von Symbolen, Zahlen oder Zuständen zum Beispiel in einer Tabelle. Risikomatrix: Bestehende Risiken werden in einer Matrix eingetragen. An der Position lässt sich ableiten, wie hoch das Risiko ist. Zum Beispiel: Bewertung des Sturzrisikos eines Patienten. Vorlage, um ein Risiko für weitere Krankheiten abzuschätzen.
Roper, Nancy	Pflegewissenschaftlerin und Begründerin des Pflegemodells ATL

S	
Score	Vergabe von Punkten in einem Instrument oder Klassifikationssystem
Screening-Verfahren	Untersuchung zur Feststellung von Krankheiten oder Fähigkeiten
Selbstpflegedefizit	Pflegetheorie nach Orem. Zustand, wenn Selbstpflege nicht eigenständig geleistet werden kann.
Skala	System zur Beurteilung. Zum Beispiel: Schmerzskala.
Symptom	Krankheitszeichen
sektorenübergreifend	über das eigene Fachgebiet hinaus
subjektiv	Eine Beurteilung wird von eigenen Erfahrungen, Gefühlen und Wahrnehmungen beeinflusst.
T	
taktil-haptisch	Wahrnehmung durch Tasten
V	
Visite	Aufsuchen des Patienten durch die behandelnden Personen. Besprechung des aktuellen Zustands.
visuell	Wahrnehmung durch Sehen
Vorbehaltsaufgabe	Eine Tätigkeit, die aufgrund gesetzlicher Bestimmung nur bestimmten Berufsgruppen zugewiesen wird. Das heißt: Diese Aufgabe darf nur von einer bestimmten Berufsgruppe ausgeführt werden.

9

Verwendete Literatur

Checklisten Pflegeplanung. 6. Aufl. München: Elsevier, 2024.

Huhn, S. Organisation der Pflegetätigkeit. In: Altmann, K., Keller, C. (Hrsg.) Pflegeassistenz heute. München: Elsevier, 2021.

Jaek, E. Recht. In: Altmann, K., Keller, C. (Hrsg.) Pflegeassistenz heute. München: Elsevier, 2021.

Keller, C. (Hrsg.) PFLEGEN Grundlagen und Interventionen. 4. Aufl. München: Elsevier, 2025.

Mayer, H., Lehmann, Y. Pflegewissenschaft. In: Menche, N., Keller C., Teigeler, B. (Hrsg.) Pflege Heute. 8. Aufl. München: Elsevier, 2023.

Schmal S. Recht. In: Pflege Heute. 7. Aufl. München: Elsevier, 2019. Vorbehaltene Tätigkeiten. § 4 v. 17.07.2017 BGBl. I S. 2581 (Nr. 49); zuletzt geändert durch Artikel 16G.v. 15.08.2019 BGBl. I S. 1307. Geltung ab 01.01.2020, abweichend siehe Artikel 15; FNA: 2124–25

Siefarth, T. Aufbauwissen Pflege Recht. 2. Aufl. München: Elsevier, 2023.

Abbildungsnachweis

Hinter den Texten zu den Abbildungen steht eine Angabe in eckigen Klammern. Zum Beispiel [L143]. Diese Angabe nennt den Urheber der Abbildung.

E1394	Raymond JL, Morrow K. Krause and Mahan's Food and the Nutrition Care Process, 16. Aufl., Elsevier Inc. 2023
E1395	Roper N, Logan WW, Tierney AJ. The Roper Logan Tierney Model of Nursing. 1. Aufl., Elsevier Ltd. 2000
F654-002	Wilson D, Hockenberry M. Wong's Nursing Care of Infants and Children, 11. Aufl., Elsevier Inc. 2018
G375	Fiechter V, Meier M. Pflegeplanung, 1988. Thieme RECOM GmbH
G645	Robertson C, Nicol F, Douglas G. Macleod's Clinical Examination. 13th ed. Elsevier Ltd. 2013
J787	Colourbox.com
J787–047	Colourbox.com/Kzenon
K115	Andreas Walle, Hamburg
K157	Werner Krüper, Steinhagen
K313	Stefan Vavra, München
L119	Karin Wurlitzer, Greifswald
L138	Martha Kosthorst, Borken
L143	Heike Hübner, Berlin
L264	Claudia Flüss, München
L294	Kadja Gericke, Herrenberg
M595	Prof. Dr. Peter König, Freiburg / Ilona Grammer, Freiburg
M632	Jens Kreikenbaum, Ludwigshafen
O552	Prof. Krohwinkel, 2007
P100	Dr. med. Stefan Dreesen, Essen
P269	Silke Klarmann, Mielkendorf
P554	Jörg Schmal, Waldburg
P1312	Dr. Philipp Dahlmann, Innsbruck
R508	Mötzing, Schwarz. Leitfaden Altenpflege, 4. Aufl., Urban & Fischer/Elsevier, 2010
V067	Pari GmbH, Starnberg
V161	Optiplan GmbH, Düsseldorf
V430	GODO Systems GmbH, Düsseldorf Neuss
V547	atacama Software GmbH
V738-001	EinSTEP Projektbüro, SIS® Version 2.0 – 2017, Berlin
X412	Library of Congress, Washington DC

Stichwörter

Hier finden Sie wichtige Stichwörter aus dem Buch in alphabetischer Reihenfolge. Die Stichwörter können Sie auf den angegebenen Seitenzahlen nachschlagen.

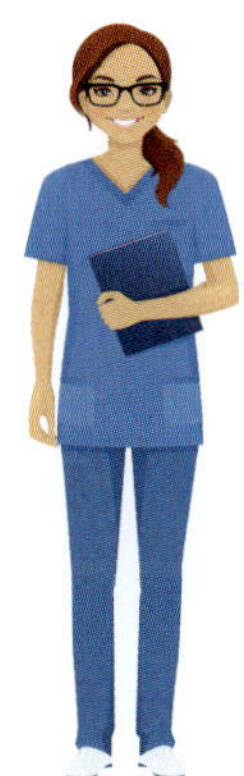